줄기세포,
관절염 치료의
새 장을 연다

줄기세포,
관절염 치료의
새 장을 연다

펴낸날 초판 1쇄 2014년 11월 1일

지은이 고용곤

펴낸이 임호준
이사 홍헌표
편집장 김소중
책임 편집 윤혜민 | **편집 3팀** 장재순 김유경
디자인 왕윤경 김효숙 | **마케팅** 강진수 김찬완 권소회
경영지원 나은혜 박석호 | **e-비즈** 표현원 이용직 김준홍 배은지 고연정

표지사진 황필주 | **일러스트** 영수
인쇄 (주)자윤프린팅

펴낸곳 (주)헬스조선 | **발행처** (주)헬스조선 | **출판등록** 제2-4324호 2006년 1월 12일
주소 서울특별시 중구 세종대로 21길 30 | **전화** (02) 724-7633 | **팩스** (02) 722-9339

ⓒ 고용곤, 2014

이 책은 저작권법에 따라 보호를 받는 저작물이므로 무단 전재와 무단 복제를 금지하며,
이 책 내용의 전부 또는 일부를 이용하려면 반드시 저작권자와 (주)헬스조선의 서면 동의를 받아야 합니다.
책값은 뒤표지에 있습니다. 잘못된 책은 바꾸어 드립니다.

ISBN 979-11-85020-55-6   13510

- 이 도서의 국립중앙도서관 출판예정도서목록(CIP)은 서지정보유통지원시스템 홈페이지(http://seoji.nl.go.kr)와
  국가자료공동목록시스템(http://www.nl.go.kr/kolisnet)에서 이용하실 수 있습니다. (CIP제어번호 : 2014029837)

- 헬스조선은 독자 여러분의 책에 대한 아이디어와 원고 투고를 기다리고 있습니다.
  책 출간을 원하시는 분은 이메일 vbook@chosun.com으로 간단한 개요와 취지, 연락처 등을 보내주세요.

관절염 치료의 명의 연세사랑병원 고용곤 원장의

줄기세포,
관절염 치료의
새 장을 연다

고용곤 지음

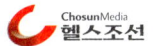

Prologue

줄기세포,
관절염 치료의
새 장을 연다

"관절염입니다."

병원을 찾아온 환자들에게 진료 결과를 알려주면 금세 낯빛이 어두워진다. 대부분의 환자들이 관절염은 난치병이며 언젠가는 수술해야 하는 병이라고 알고 있기 때문에 관절염으로 진단받으면 우울감을 감추지 못한다. 사실 줄기세포 치료를 시작하기 전까지는 이런 환자들의 생각에 자신 있게 그렇지 않다고 말할 수 없었다.

무릎, 어깨, 엉덩이뿐만 아니라 관절이 있는 부위라면 어디든지 생기는 관절염은, 노화에 따른 퇴행성관절염 외에도 120여 가지 종류가 있다. 관절을 구성하는 근육, 뼈 등이 손상되면 비교적 초기에 발견하여 치료할 수 있다. 이에 비해 뼈와 뼈 사이에서 충격을 흡수하고 동작을 부드럽게 해주는 연골은 신경이 없어서 손상되어도 잘 느끼지 못해 방치하다가 병을 키우기 십상이다. 게다가 뼈와 근육 등은 피가 순환하며 재생을 돕기 때문에 자연스럽게 치유되지만, 연골에는 혈액이 공급되지 않아 손상되거나 닳으면 회복 및 재생되지 못한다. 이런 이유로 과거 관절염 초기 환자들은 약물 및 주사 치료에 의존한 채 관절이 모두 닳아 인공관절수술을 해야 하는 말기까지 기다릴 수밖에 없었다. 중간 단계의 치료법이 거의 없었기 때문이다.

관절염이 심해져 연골이 닳아 없어지면 인공관절을 이식해야 한다. 하지만 이 인공관절도 완벽한 해결책이라고 할 수는 없다. 인공관절의 수명은 15~20년 정도이기 때문이다. 인공관절의 수명이 다하면 새로운 인공관절로 바꾸기 위해 재수술이 필요한데, 수술에 따른 환자의 경제적·심리적 부담이 적지 않다.

나는 연세대 세브란스병원 정형외과에 근무할 때부터 관절염에 관심을 가지기 시작했다. 이후 서울세란병원 정형외과 과장으로 근무하면서 700여 명의 환자의 관절수술을 집도했다. 그러면서 의사로서 자신감과 보람을 얻었지만, 한편으로는 채워지지 않는 갈증을 느꼈다. "관절의 재생은 절대 불가능한 것인가?"라는 물음이 마음속에서 불쑥불쑥 고개를 들며 답을 구하라고 나를 다그쳤다.

부천에 연세사랑병원을 개원하여 본격적으로 무릎관절염을 정복하기 위해 연구에 몰두했다. 그 무렵부터 닳아 없어지고 마는 것이 숙명처럼 여겨지던 무릎연골의 '재생'을 위한 연구도 병행하기 시작했다. 국내 전문병원 중 유일하게 세포치료연구소(관절염·연골재생연구소)를 운영하며 연구진들과 함께 연구 및 임상 실험에 매진한 결과, '줄기세포로 손상된 연골을 재생할 수 있다'는 확신을 가지게 되었다.

줄기세포는 오늘날 재생의학의 주인공이다. 인체의 어떤 조직으로도 분화할 수 있기에 모세포(母細胞)라고도 하며, 분화해서 다양한 기능을 수행할 수 있으므로 만능 세포(萬能細胞)라고도 한다. 나는 이 줄기세포를 이용한 시술을 통해 연골이 재생하는 결과를 확인할 때마다 마음속에서 일렁이던 의문을 해결한 기쁨과 함께 성취감을 맛보았다. 불가능할 것 같았던 '자기 관절 보존 법칙'을 이루어냈기 때문이다.

나의 줄기세포를 이용한 연골재생술은 연골 손상 부위에 줄기세포를 주입해 망가진 연골을 재생시키는 치료법인데, 많은 환자들이

이 치료법으로 밝은 웃음을 되찾았다. 나아가 해외의 의료진들이 강남 연세사랑병원에서 연수를 받으며 줄기세포 치료법을 배워가기도 한다.

어린 시절, 어머니는 뭔가 풀리지 않는 것이 있어 마음속에 자꾸 물음표가 떠오른다면 그 문제를 푸는 것이 아무리 힘들다고 해도 회피하지 말라고 하시며 반드시 스스로 만족할 수 있는 느낌표를 찾는 사람이 되라고 하셨다. 어머니의 말씀은 의사로서 살아가는 데 등대와 같은 역할을 했다. 특히 줄기세포 치료에 대한 연구를 시작할 때 큰 힘이 되었다.

관절염을 치료하는 의사로서 환자들에게도 느낌표 찾기를 멈추지 말라고 당부하고 싶다. 관절염은 난치병일 수 있지만 결코 불치병은 아니다. 관절염이면 무조건 수술을 해야 한다는 말도 맞지 않다. 병이란 인생에 드리운 수많은 느낌표 중 하나다. 그것을 피하지 말고 긍정적인 마음과 적극적인 자세로 충실하게 치료받는다면 통증 없이 기쁨 있는 삶을 살아갈 수 있을 터이다.

연세사랑병원 원장
고용곤

Prologue_ 줄기세포, 관절염 치료의 새 장을 연다 4

Part 1
왜 줄기세포인가?

인간의 모습과 닮은 세포 16
간세포, 재생의 화신 프로메테우스 17
백혈구, 용감무쌍한 천하장사 헤라클레스 20
암세포, 욕망의 폭주기관차 에리직톤 23
신경세포, 다재다능한 메신저 헤르메스 26
줄기세포, 변신의 귀재 제우스 29

줄기세포란 무엇인가? 32
모든 세포의 근원이 되는 줄기세포 33
줄기세포의 특징 35

줄기세포의 종류 36
수정란에서 유래하는 배아줄기세포 36
인체 여러 조직에 존재하는 성체줄기세포 38
인공적으로 만들어진 유도만능줄기세포 40

현대 의학의 희망, 줄기세포 42
줄기세포의 미래 43
한계가 없는 줄기세포 46

Part 2
건강의 열쇠, 성체줄기세포

줄기세포 치료의 현주소 50

배아줄기세포 치료 앞에 놓인 산 50
치료에 활발하게 사용되고 있는 성체줄기세포 54
유도만능줄기세포에 거는 기대 56

줄기세포 치료법의 기본 원리 60

치료용 줄기세포는 어디에? 61
줄기세포 채취 방법 63
성체줄기세포의 분화 능력 64

성체줄기세포의 질병 치료 65

당뇨병 65
심장병 67
뇌졸중 68
척추 손상 69
만성폐쇄성폐질환 70
간경화 70
그 외 난치성 질환 71

관절염을 치료하는 성체줄기세포 72

관절염 치료의 근원적 접근 73
자가줄기세포와 타가줄기세포 74

Part 3

관절염 줄기세포 치료 전에 알아야 할 것

관절염의 종류와 치료 방법 78

퇴행성관절염, 삶의 질을 떨어뜨리는 병 81
류마티스성관절염, 대표적인 자가면역질환 84
통풍성관절염, 극심한 통증을 주는 요산의 공격 88
감염성관절염과 외상성관절염 90
관절염과 골다공증 91

관절염을 둘러싼 오해와 진실 94

관절염은 불치병이다? 94
관절염은 유전된다? 96
염증과 통증은 무조건 나쁜 것이다? 97
관절주사를 자주 맞으면 오히려 해롭다? 98
관절염약은 복용하기 시작하면 끊을 수 없다? 99
관절염약을 먹으면 살이 찌고 뼈가 약해진다? 100
관절염 환자에게 운동은 금물이다? 102
관절염에는 금기 음식이 있다? 103

관절염 줄기세포 치료에 대한 궁금증 104

줄기세포 치료는 어떤 점이 좋은가? 104
기존의 치료법과 줄기세포 치료법의 차이는? 106
상용화된 퇴행성관절염 줄기세포 치료법은? 107
동종 제대혈유래 성체줄기세포 치료제란? 109
자가골수줄기세포 연골재생술이란? 110
자가지방줄기세포 연골재생술이란? 111

병원, 이것만은 꼭 미리 알고 가자 113

내게 맞는 병원을 선택하라 113
이런 의사를 선택하라 114
자신만의 주치의를 찾아라 116
증상과 궁금증을 메모하라 116
예약하라 117
관절염 진단 검사를 파악하라 117
기본 진단은 1차 병원에서 하라 122

Part 4
무릎연골 재생과 어깨·발목·허리 치료에 적용되는 줄기세포

무릎관절염 줄기세포 치료 126

반월상연골판 손상, 젊은층에 많은 이유 130
인대 손상을 방치한다면? 131
그 외 무릎관절염 관련 질환 133
연골 재생 치료에 사용되는 줄기세포 133
자가골수줄기세포 치료와 사례 135
자가지방줄기세포 치료와 사례 137
제대혈줄기세포 치료와 사례 141

어깨 회전근개 파열 줄기세포 치료 143

다양한 어깨관절 질환 145
회전근개를 재생하는 줄기세포 치료와 사례 147

발목관절염 줄기세포 치료 153

외상으로 인한 발목관절염 154
발목관절염 치료와 사례 155

허리디스크 줄기세포 치료 160

허리디스크 통증에 대한 줄기세포 치료 163

Part 5
줄기세포 치료, 무엇이 다른가?

연골재생술과 줄기세포 치료의 차이 168
연골 손상 부위가 2cm² 이하일 때, 미세천공술 169
연골 손상 부위가 5cm² 이하일 때, 자가골연골이식술 170
영구 사용 가능한 자가연골세포배양이식술 171
연골재생술의 한계를 극복한 줄기세포 치료 173

기존 치료법에 더해진 줄기세포 치료 177
휜 다리 교정술과 줄기세포 치료 177
어깨 회전근개 파열 봉합술과 줄기세포 치료 181
PRP 치료와 줄기세포 치료 184

Part 6
관절 건강 지키는 법

닥터고의 관절 관리 7계명 188
관절을 위해 운동하라 189
골다공증 예방하여 관절염을 막아라 190
숙면을 취하라 191
싱겁게 골고루 먹어라 191
적정 체중과 허리둘레를 유지하라 192
매주 온찜질을 하라 193
평상시 바른 자세를 취하라 193

관절을 튼튼하게 해주는 운동 196
무릎관절에 좋은 운동 197
발목관절에 좋은 운동 204
척추관절에 좋은 운동 208
어깨관절에 좋은 운동 210

Part 7
관절염 줄기세포 치료의
미래를 밝힌다

느낌표를 찾아서 214
국내 전문병원 유일의 세포치료연구소 215
글로벌 의료 진출 본격화 216
의료한류, 메디컬코리아의 선두주자 219
이어지는 해외 의료계의 초청 220

줄기세포에 대한 연구 실적 224
해외 저명 학술지 논문 게재 224
그 외 관절 질환 관련 연구 실적 234

Epilogue_ 관절을 다시 춤추게 만드는 줄기세포 242

Part 1

왜 줄기세포인가?

인간의 모습과 닮은
세포

아집에 빠지지 않는 지혜로운 시선을 기르기 위해서는 마음속에 망원경과 현미경을 함께 간직하고 있어야 한다. 멀리서 망원경으로 인간을 바라보면 너른 풍경 속의 아주 작은 일부분으로 보일 뿐이지만, 현미경으로 자세히 살펴보면 '한 명의 인간은 하나의 우주'라는 말이 실감 난다. 우주적 인간을 일깨우는 것이 바로 '세포'다.

세포는 모든 생명체를 이루는 기본 구조로 인체는 약 60조 개(체구에 따라 30~100조 개)의 세포로 구성되어 있으며 종류는 약 220가지다. 빅뱅으로 광대한 우주가 만들어지듯 하나의 수정란이 분화해서 많은 세포가 만들어진다. 각 세포들은 하나의 수정란에서 유래

하지만, 모양, 크기, 분열 속도 등이 모두 다르다. 같은 종류의 세포들이 모여 조직을 형성하고 맡은 기능을 수행한다. 기본 조직은 크게 상피조직, 신경조직, 결합조직, 근육조직으로 나뉘어져 있다.

피부의 겉면이나 장기의 안팎을 감싸고 있는 상피세포는 마찰 등으로 쉽게 손상되어 세포 분열이 빠르게 일어난다. 손상된 세포만큼 새로운 세포를 신속히 공급해야 하기 때문이다. 반면, 신경세포와 같이 복잡한 세포는 세포 분열이 잘 일어나지 않고 일어나더라도 속도가 몹시 느리다. 관절에 없어서는 안 되는 결합조직인 연골세포도 한번 손상되면 복귀되지 않는다. 근육세포 역시 작은 손상에는 회복되지만 너무 많이 파괴되면 회복되지 못한다.

각 조직의 세포들을 자세히 살펴보면, 인체의 신비에 새삼 경탄하게 된다. 그리고 각 세포는 인간적인 모습이 있음을 알게 된다. 마치 그리스 신화에 등장하는 신들이 지극히 인간적이어서 서로 미워하며 사랑하고, 어리석으며 명석하고, 비루하며 용감한 것처럼 말이다. 신화의 신들과 닮아 있는 대표적인 세포에 대해 알아보자.

간세포, 재생의 화신 프로메테우스

우리 주위에는 유능하지만 자신의 능력을 뽐내거나 드러내지 않고 그저 묵묵히 일하는 사람이 있다. 간은 이렇게 믿음직한 사람을 닮은 장기다. 자기 일을 과시하지 않는다고 해서 그가 하는 일이 하찮은 것이 아니다. 오히려 그 반대다. 간은 "몸이 천 냥이면 간은 구백 냥"이라는 옛말처럼 중요한 역할을 하지만, 여간해서는 아프다는 말을 하지 않는 '침묵의 장기'다.

무게 약 1.2~1.5kg에 이르는 간은 가장 큰 내장기관으로 인체의 화학공장이라고 할 수 있다. 몸에서 일어나는 거의 대부분의 화학반응에 관여한다. 또 영양성분을 저장하고 면역기능을 유지하며 술이나 약물 같은 독성분을 무해한 것으로 만든다. 간세포의 세포막은 주름이 많아서 세포의 표면적을 넓혀준다. 덕분에 더 많은 물질이 세포의 안팎을 드나들 수 있다.

간의 가장 놀라운 힘은, 바로 마술과도 같은 재생 능력이다. 간은 타격을 받아도 스스로 치유하는 능력이 있다. 간암수술 등으로 간을 절제할 때 간의 30~40%만 남겨두어도 얼마든지 자신의 기능을 해낸다. 간세포의 재생 작용으로 부피가 다시 커지는 것이다.

이처럼 탁월한 간세포의 재생 능력은 그리스 신화 속 인물 프로메테우스를 떠올리게 한다. 티탄족의 영웅인 프로메테우스는 신들의 왕이자 자신의 아버지인 제우스가 감춰둔 불을 인간에게 가져다 준다. 덕분에 인류는 문명의 꽃을 피우기 시작하지만 그 대가로 프로메테우스는 제우스의 저주를 받는다.

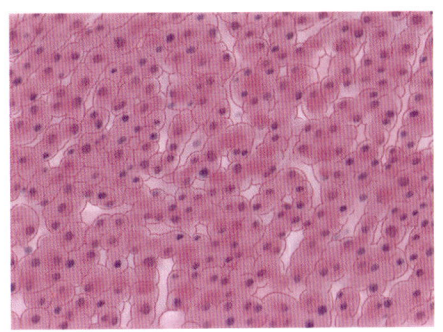

간세포

그는 험준한 코카서스의 바위에 쇠사슬로 묶인 채 날마다 독수리에게 간을 쪼여 먹히는 벌을 받게 된 것이다. 낮에는 독수리에게 간을 먹히고 밤에는 남은 간이 재생되어 프로메테우스는 끝이 없는 고통을 겪게 된다. 그러나 다른 면에서 보면 간이 계속 재생한 덕분에 프로메테우스는 고통스럽지만 죽지 않고 살아남을 수 있었다. 오랜 고통 끝에 그는 헤라클레스의 도움으로 고통에서 벗어난다.

프로메테우스는 '먼저 생각하는 사람'이라는 뜻이다. 신들의 왕에 맞서 나약한 인간에게 불을 가져다준 이 영웅은 부당한 고통에 대한 숭고한 참을성과 포학에 항거하는 의지력의 상징으로 자리매김했다.

묵묵히 일인다역을 해내며 웬만한 충격도 거뜬히 이겨내고 다시 살아나는 간세포는 프로메테우스와 많이 닮았다. 그렇다고 간세포만 믿으며 간 건강에 신경을 꺼두면 큰일 난다. 필요한 검사를 미리미리 하여 간 건강을 지키는 것이 중요하다. 간은 빼어난 재생 능력으로 지방간이나 간염이 진행되는 중에도 증상이 없는 경우가 많기 때문이다. 간의 이상을 느끼게 되었을 때는 돌이킬 수 없이 손상되고 난 다음일 가능성이 높다.

백혈구, 용감무쌍한 천하장사 헤라클레스

살아가는 데 꼭 필요한 것을 말할 때 흔히 '피가 되고 살이 된다'고 한다. 이처럼 생명의 상징으로 통하는 피, 즉 혈액은 우리 몸 곳곳에 산소와 영양소를 공급하고 이산화탄소와 노폐물을 배출하도록 돕는다. 눈으로는 점성이 있는 붉은색 물처럼 보이지만, 혈액은 보이는 것처럼 단순하지 않다.

혈액은 혈장과 혈액세포로 구성되어 있다. 혈액을 원심분리하거나 응고방지제를 넣어 낮은 온도에 두면 담황색 액체가 둥둥 뜨는데, 이것이 혈장이다. 혈장에는 알부민, 글로불린 등의 단백질과 다양한 유기질과 무기질이 들어 있다. 혈장을 제외한 혈액세포에는 백혈구, 적혈구, 혈소판이 있다.

인체 내 혈액 속의 세포 용적은 여성의 경우 약 38%, 남성의 경우 약 46%이며, 이 혈액세포들은 골반뼈와 같은 커다란 뼈들의 중심에 있는 골수에서 주로 생성된다. 혈액을 원심분리하면 담황색 혈장층과 붉은색 적혈구층 사이에 얇고 투명한 층이 생성되는데, 이 층에 포함된 세포들이 바로 백혈구다.

백혈구는 우리 몸을 보호해주는 면역세포의 대표주자로, 몸속에 들어온 이물질이나 세균 등을 없앤다. 인체에는 감염을 막아주는 면역체계가 있다. 우리가 공기를 마시고 음식을 먹을 때마다 질병을 일으키는 무수한 박테리아와 바이러스 등의 병원균이 몸속으로 들어온다. 이들로부터 몸을 보호해주는 방어 시스템이 바로 면역체계이며 백혈구는 그중 하나다.

백혈구는 혈액을 따라 우리 몸 구석구석을 돌면서 각종 이물질과 병원성 세균 등이 침입하는지 감시하다가 발견하면 바로 공격을

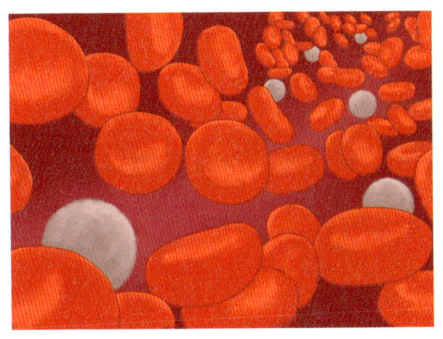

백혈구

시작한다. 공격 방법에는 두 가지가 있는데, 병원성 미생물을 꿀꺽 삼켜서 없애버리는 것과 항체를 생산해서 공격하는 것이다.

이런 백혈구의 모습은 그리스 신화 속 기운 센 천하장사 헤라클레스를 닮았다. 가장 위대한 영웅으로 손꼽히는 헤라클레스는 아기 때부터 비범한 힘을 보였다. 제우스의 아내 헤라는 남편의 외도로 태어난 헤라클레스를 미워하여 생후 8개월 된 그의 요람 안에 독사를 집어넣었다. 아기 헤라클레스는 벌떡 일어서서 고사리 같은 손으로 독사의 목을 졸라 죽였다. 될성부른 영웅은 떡잎부터 남달랐다. 이후 헤라클레스는 그를 총애한 아버지 제우스의 배려로 고수들에게 검술, 궁술, 격투기, 말 타는 기술, 전차를 모는 기술 등을 배웠다. 힘센 청년이 전술을 섭렵하니 금상첨화였고, 인간으로서는 불가능한 일을 해냈다. 가공할 괴물들과 싸워 이긴 12업이 그것이다. 여신 헤라가 보낸 수많은 시련을 극복한 그는 마침내 올림포스의 신으로 받아들여지게 된다.

백혈구는 적혈구보다 숫자가 훨씬 적지만 헤라클레스처럼 일당백의 힘을 발휘한다. 혈액 1μl(마이크로리터, 100만분의 1L)당 4,000~1만 개 정도 포함되어 있는데 이 수치는 몸의 면역 상태, 감염 여부에 따라 매우 다양하게 나타날 수 있다. 세균에 감염되면 수치가 늘어나는 등 몸의 상태에 따라 수가 변하므로 병을 진단할 때 이용한다.

백혈구의 수치가 지나치게 증가하는 것이 백혈병이다. 면역세포인 백혈구가 증가하여 병에 걸린다면 언뜻 이해가 되지 않는다. 더욱 강한 면역력이 생겨야 하지 않을까?

문제는 아직 성숙하지 않은 백혈구가 늘어나는 데 있다. 골수 속에서 아직 발달 중인 어린 백혈구가 비정상적으로 다량 증식해서 혈액으로 나오니 본래 백혈구가 가지고 있는 방어 기능을 하지 못하는 데다가 정상적인 혈구세포의 수가 아주 적어지는 것이다. 무늬만 백혈구이고 제 기능을 하지 못하는 애송이 백혈구가 혈액에 존재하니 감염에 취약해지고 심지어 사망에 이르게 된다.

암세포, 욕망의 폭주기관차 에리직톤

모든 것은 변한다. 변하지 않는 게 없다는 것이 변하지 않는 진리라는 것을 설파한 부처는 생의 마지막 순간에도 "세상 모든 것은 변한다"는 말을 제자들에게 남겼다고 한다. 우주의 별들도 태어나고 사라져간다. 소우주인 인간도 마찬가지다. 특히 세포의 입장에서 보면, 어제의 나는 결코 오늘의 내가 아니다.

우리 몸에서는 시시각각 놀라운 생사의 드라마가 펼쳐진다. 약 50만 개의 세포가 1초 동안 죽어가고 그와 동시에 50만 개의 세포가 새롭게 태어난다. 이렇게 생명은 균형을 이루며 살아가다가 나이가 들면서 죽어가는 세포의 수가 태어나는 세포의 수보다 점점 많아지게 되면서 생을 마감하게 된다. 사람의 정상적인 체세포는 50~60번 분열하고 더 이상 분열하지 못하는 때가 오는데, 이것이 바로 생로병사의 과정이다. 암세포는 이러한 생명의 질서를 지키지 않는 세포다. 세포의 증식을 조절하여 항상성을 유지하는 정상 세포와 반대로 암세포는 조절기능을 상실하여 비정상적으로 계속 증식하는 미분화 돌연변이 세포다.

우리 몸의 세포들은 고유한 기능을 수행한다. 근육세포는 수축과 이완운동을 하고 신경세포는 신경정보를 전달하며 소화샘의 세포는 소화효소를 분비한다. 하지만 돌연변이인 암세포는 고유한 역할을 잃어버린 채 무분별하게 증식하여 아무 쓸모없는 세포 덩어리, 즉 종양을 만들어낸다. 암세포는 계속해서 빠른 속도로 분열 및 증식하면서 몸속의 영양분을 빼앗아간다. 때문에 암 환자는 뼈만 앙상할 정도로 말라 극심한 영양실조에 시달리게 된다.

암세포와 쌍둥이처럼 닮은 그리스 신화 속 인물이 있으니 바로 에리직톤이다. 오만방자하기 짝이 없었던 그는 대지의 여신 데메테르의 신성한 정원에 들어가 요정들이 귀하게 여기는 나무를 도끼로 찍어 쓰러뜨린다. 진노한 데메테르는 에리직톤을 기아의 여신 리모스에게 보낸다. 리모스는 마치 암세포를 주입하듯이 에리직톤의 혈

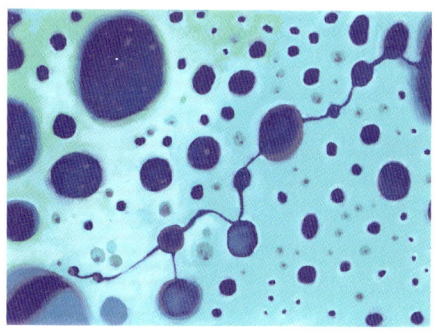

암세포

관에 독을 넣었고 그는 끝없는 배고픔의 형벌을 받게 된다.

아무리 먹어도 채워지지 않는 허기를 달랠 방법은 그저 닥치는 대로 먹어치우는 것뿐이었다. 에리직톤은 팔 수 있는 것은 모조리 팔아서 먹을 것을 구했는데 마침내 하나뿐인 딸도 음식 몇 그릇에 팔아버리며 아비로서의 양심을 져버렸다. 급기야 자신의 몸까지 먹어치워 죽음에 이른 뒤에야 식탐의 저주에서 풀려난다.

정도나 중용이라는 삶의 자세를 모르는 폭주기관차와 같았던 에리직톤처럼 암세포는 증식을 멈추지 않는다. 한번 발생한 암세포는 쉽게 선을 넘는다. 혈관을 타고 온몸을 돌아다니는 적혈구, 백혈구를 제외한 대부분의 세포는 자신의 위치에서 분열하며 그 기능을 수행하지만 암세포는 다르다. 피부세포는 뼈로 들어가지 않지만 피부에서 발생한 암세포는 뼈, 뇌, 심장 등 다른 장기로 무차별 침범

한다. 때문에 조기에 암을 수술했다고 해도 수술 범위 밖에 숨어 있던 암세포가 다시 증식하며 다른 부위로 전이하여 암이 재발하는 것이다. 증식의 정도를 지키지 않으니 생존의 토대마저 황폐화시키고 마침내 생명의 불꽃을 꺼버리고 만다.

신경세포, 다재다능한 메신저 헤르메스

신경세포는 뇌 안팎의 정보를 받아 온몸 곳곳으로 전달하는 정보전달자, 즉 메신저다. 뉴런(Neuron)이라고도 하는데 그리스어로 '밧줄'을 의미한다. 길게 뻗은 돌기처럼 생겼기 때문이다. 마치 안테나와 같은 이 돌기는 신경세포만의 특징으로, 크게 가지돌기(수상돌기)와 축삭돌기(축색돌기)로 나뉜다. 가지돌기는 짧게 나뭇가지처럼 갈라지고 축삭돌기는 길고 가지가 적은 생김새다.

신경세포는 핵을 가진 신경 세포체가 있는데 가지돌기는 다른 신경세포가 보내는 정보를 받아 자신의 세포체에 전달한다. 반면 축삭돌기는 정보를 자기가 속한 세포체 쪽이 아닌 반대 방향으로 보내는데 이 정보는 다른 신경세포나 근육세포가 전달받게 된다. 이처럼 신경세포는 전기신호를 받아 전달하기에 적합한 구조를 하고 있다. 신경세포는 뇌에만 약 1,000억 개가 분포되어 있으며 신경망으로 연결되어 있다.

　신경세포는 그리스 신화 속 전령의 신 헤르메스와 흡사하다. 헤르메스는 신들 사이 또는 신과 인간 사이를 오가며 다양한 정보와 메시지를 전하는 유능한 전령이다. 정보화 시대인 21세기는 헤르메스의 시대라고 할 수 있다. 헤르메스는 멀티플레이어다. 그는 정보 전달자에게 꼭 필요한 민첩함과 더불어 다양한 재능이 있고, 무엇보다 기동력을 발휘하기에 아주 좋은 최적의 장비를 가지고 있다. 챙이 넓은 모자와 날개 달린 샌들이 있어서 바람처럼 거침없이 빠르게 하늘을 날아다녔다. 뱀 두 마리가 감긴 그의 마법 지팡이는 사람들을 잠재우는 신통력이 있다. 때문에 그는 아무도 모르게 재빠른 솜씨로 일을 처리하고 사라져버리는 신출귀몰의 재간꾼이었다.

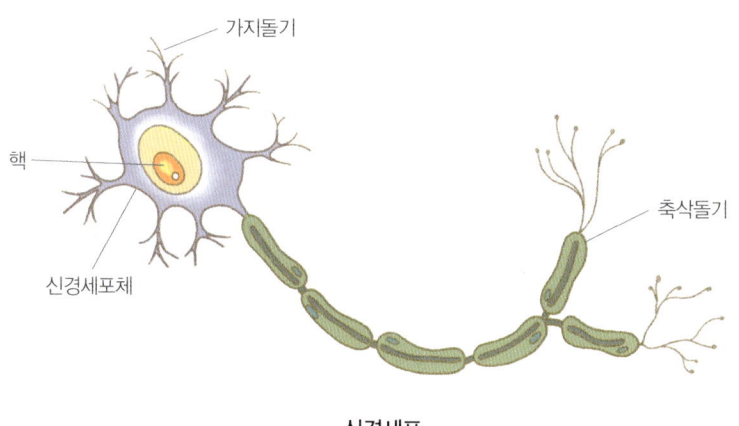

신경세포

뿐만 아니라 죽은 사람을 저승으로 인도하는 일을 하는 영혼의 인도자이자 나그네의 수호신이며 발명·음악·천문·상업·목축·다산·웅변·이성·문자 등의 신으로 활약하는 대단한 능력자였다. 그의 민첩함과 다양한 재능을 알아본 제우스는 헤르메스를 자신의 전령이자 수행비서로 전격 채용했다.

헤르메스가 다방면에서 놀라운 능력을 보이듯이, 우리 몸의 신경세포도 다양한 고도의 정신 기능부터 행동 및 감정 작용 등을 한다. 보다 정확히 말하면 이런 작용의 주체는 정보 교신을 담당하고 있는 화학물질인 신경전달물질이다. 신경세포 사이에는 일정한 틈이 있는데 신경전달물질은 그 틈을 오가면서 다양한 정보를 전달한다. 예를 들어 도파민은 뇌신경세포의 흥분을 전달하고 유지하며 아세틸콜린은 혈압을 낮추고 심장박동을 억제한다. 노르에피네프린은 스트레스에 반응하여 몸과 정신을 긴장 상태에 들게 하며 세로토닌은 다른 신경전달물질의 과잉 분비를 억제하여 조화와 균형을 유지해준다.

이들 신경전달물질은 신체적·정신적 활동을 통해서 분비되는데 풍부하게 나와야 기존의 신경망이 유지되거나 새로 생겨난다. 이렇게 신경전달물질에 의해서 뇌신경회로가 변하는 것을 '신경가소성'이라고 한다. 신경가소성의 기본 원칙은 사용하면 발달하고 사용하지 않으면 잃는다는 것이다. 인류 발전에 한 획을 그었던 인물들은 신경가소성이 뛰어났다.

그렇다고 신경가소성이 일부 선택된 자의 몫은 아니다. 복잡하기로 유명한 런던 도로를 요리조리 누비는 택시 운전사들의 뇌는 일반인들보다 기억과 연관되는 해마 부위가 더 크다는 연구 결과에서 알 수 있듯이 신경세포는 경험과 학습에 따라 회로가 변하며 크기도 차이가 난다.

운동, 독서, 여행 등을 비롯해서 늘 새로운 것에 대해 감각의 안테나를 세우고 배우는 자세를 가져야 신경세포들이 풍부해진다. 인간과 인류 문명을 발전시켜온 신경전달물질은 아직 다 밝혀지지 않은 미지의 영역이다.

줄기세포, 변신의 귀재 제우스

그리스 신화에 나오는 최고의 신, 제우스는 무소불위의 막강한 능력을 가지고 있어 단연 신 중의 신이다. 호메로스(Homeros)의 서사시에서 '구름을 모으는 자', '번갯불을 던지는 자' 등으로 묘사되어 있듯이 제우스는 천공을 지배하는 신으로 천둥과 번개를 마음대로 구사하며 세상을 지배했다.

최고 권력자인 그는 종종 인간을 시험에 들게 했다. 인간의 마음을 시험해보기 위해 모습을 바꾸어 인간 세상에 찾아가 자신에게 선의를 베푼 노인을 제외한 모든 인간들을 대홍수로 쓸어버리기도 한다.

이처럼 불같은 성미와 함께 못 말리는 바람둥이여서 아내 헤라 외에 많은 여신과 인간 여자에게 무수한 자식을 낳게 했다. 최고의 권력과 능력을 지닌 그가 활활 타오르는 질투심에 만만치 않은 실력자인 아내 헤라를 따돌리며 바람을 피우는 모습은 참으로 놀랍다. 말 그대로 변신의 귀재로서 그 능력을 유감없이 발휘한 것이다.

그는 독수리, 백조, 황소, 먹구름, 반인반수 사티로스, 사냥의 여신 아르테미스 등으로 변신하여 예쁜 여신, 아름다운 인간 여자가 있는 곳이면 어디든지 나타나서 바람을 피웠다. 이 대단한 바람으로 많은 자식들이 태어났다. 전령이자 나그네의 수호신인 헤르메스를 비롯하여 의술·궁술·예언·음악의 신 아폴론, 화산과 대장간의 신 헤파이스토스, 군인의 신 아레스, 영웅 페르세우스와 헤라클레스, 미녀 헬레네 등 출중한 올림포스의 신과 인간이 모두 그의 자녀들이다.

우리 몸의 세포 중에도 제우스와 같은 변신의 귀재이며 참으로 유능한 세포가 있다. 바로 줄기세포다. 줄기세포는 생명체 안에 존재하는 세포로 다양한 세포들의 근원이 된다. 이 세포를 간에 이식하면 간세포가 되고 근육에 이식하면 근육세포가 되고 뼈에 이식하면 뼈세포가 되고 뇌에 이식하면 뇌세포가 된다.

이처럼 하나의 세포가 가지를 치듯이 근육세포, 뼈세포, 뇌세포 등 인체를 구성하는 모든 세포로 분화할 수 있기 때문에 '줄기세포'라고 부른다. 또한 세포의 근원이라는 점에서 '모세포'라고도 하며 출중한 변신 능력으로 인해 '만능 세포'라고도 한다. 줄기세포는 다양한 세포로 변신할 수 있는 능력, 즉 분화 능력 외에도 계속 증식해나갈 수 있는 증식 능력이 있다.

줄기세포는 전 세계적으로 재생의학 연구의 핵심 주제다. 이론적으로 손상된 모든 세포와 조직을 재생시키는 데 사용할 수 있기 때문이다. 다시 말해 줄기세포를 병에 걸린 장기의 기능을 할 수 있는 세포로 바꾸어 손상된 부위에 이식하는 것이다.

줄기세포는 난치병 치료뿐 아니라 무병장수의 꿈을 이루기 위한 새로운 희망으로 떠오르고 있다. 1980년대부터 미국, 유럽, 일본 등 선진국에서 연구하고 있으며 최근 우리나라에서도 괄목할 만한 연구 성과를 내놓고 있다. 탁월한 연구 인력에 기반을 두어 우리나라의 줄기세포 연구의 발전 속도는 더욱 빨라지고 있는데 환자에 따른 맞춤형 줄기세포 치료제 등은 이미 세계 최고 수준으로 평가받고 있다.

줄기세포란 무엇인가?

줄기세포 치료를 설명할 때 환자들이 하는 첫 번째 질문은 "도대체 줄기세포가 무엇인가요?"다. 그럴 때 나는 윌리엄 워즈워스(William Wordsworth)의 시 〈무지개(My Heart Leaps Up)〉로 설명한다. 딱딱한 의학사전적 지식으로 이야기를 풀어가는 것보다 훨씬 이해하기 쉽다.

하늘의 무지개를 바라보면
내 가슴은 뛰노라
나 어린 시절에 그러했고
어른이 된 지금도 그러하며

늙어서도 그러하리

그렇지 않다면 차라리 죽음이 나으리라

아이는 어른의 아버지

내 하루하루가 자연의 숭고함 속에 있기를

이 시에서 줄기세포를 잘 설명해주는 것은 '아이는 어른의 아버지'라는 부분이다. 줄기세포는 아이와 같은 미분화한 미성숙세포로 특정한 기능을 하도록 정해진 세포는 아니다. 하지만 성장 조건과 환경 등에 따라 다양한 기능을 수행하는 세포나 조직으로 변할 수 있는 가능성의 세포다.

모든 세포의 근원이 되는 줄기세포

줄기세포란 마치 식물의 줄기처럼 잎도 나고 꽃도 피고 열매도 맺는 세포라는 뜻이다. 말 그대로 '모든 세포의 근원이 되는 줄기'라는 뜻이며 생물을 구성하는 세포들의 뿌리가 되는 어린 세포, 즉 다양한 세포로 변할 수 있는 미분화된 세포를 말한다. 신들의 왕인 제우스가 변신의 귀재였지만 다 큰 성인 남성의 이미지가 강한 반면, 우리 몸의 어떤 세포로든 변신할 수 있는 줄기세포는 무한한 가능성을 지닌 어린아이와 같다.

　사람은 수정란이라는 단세포에서 출발하는 다세포 동물이다. 인체는 약 220가지 종류의 다른 세포들로 구성되어 있다. 이 세포들은 뇌를 활성화시키고 심장을 뛰게 하며 상처 입은 피부세포를 복원하고 신장에서 혈액을 걸러 맑게 하는 등 우리가 생명을 유지할 수 있도록 해준다.

　줄기세포는 이처럼 다양한 세포들을 만들어내는 역할을 한다. 줄기세포는 분열할 때 자기 자신 또는 다른 종류의 세포를 만들 수 있으며, 골수, 혈액, 간, 피부, 신경, 심장, 지방 등 여러 조직 속에 들어 있다.

　정상적인 생리학 환경에서는 잠자고 있다가 조직이 손상되면 필요에 따라 상처받은 조직을 치유하거나 죽어가는 세포들을 새로운 세포로 바꾸어 손상된 조직을 복원시켜준다. 피부에 상처가 났을 때 시간이 지나면 새살이 돋아나는 것은 피부 아랫부분에 피부세포를 만들어내는 줄기세포가 있기 때문이다. 성인의 경우 줄기세포는 각 조직마다 2~3%도 채 되지 않게 들어 있는데 나이가 들면서 점점 줄어든다. 나이가 들면 조직이 손상되었을 때 잘 회복되지 않는 것도 노화에 따라 줄기세포가 줄어들기 때문이다.

줄기세포의 특징

줄기세포는 세 가지 특징이 있다. 이 특징으로 줄기세포는 다른 세포와 구분된다.

첫째, 아직 분화하지 않은 미성숙한 상태의 미분화 세포다. 분화할 수 있으나 분화가 일어나지 않았기 때문에 적혈구나 근육세포 등과 달리 어떤 특정한 기능을 수행하지 않는다.

둘째, 줄기세포는 미분화 상태를 유지하면서 무한정으로 자기와 똑같은 세포를 만들어낼 수 있다. 자가 증식 또는 자기 복제라고 하는 이 과정은 생명체가 살아가는 동안 지속적으로 이루어진다. 적혈구나 근육세포처럼 특정한 기능을 수행하는 세포는 대부분 자가 증식을 하지 못한다.

셋째, 적절한 환경에 맞춰 특정한 기능을 지닌 세포로 분화할 수 있다. 질병이나 부상 등으로 손상된 세포는 치유되지 않지만 줄기세포는 특정한 기능을 수행하는 세포로 분화할 수 있다.

TIP 줄기세포의 특징
- **미분화** 분화가 끝나지 않은 미성숙 상태다.
- **자가 증식** 미분화 상태로 무한하게 자가 증식한다.
- **다분화** 특정한 기능을 수행하는 여러 가지 세포 및 조직으로 변한다.

줄기세포의
종류

인간의 줄기세포는 크게 세 가지로 나뉜다. 분열을 시작한 수정란인 배아에 있는 배아줄기세포와 출생 후부터 성인이 되어서도 우리 몸 곳곳에 있는 성체줄기세포가 있다. 아울러 최근 세계적으로 주목받고 있는 iPS세포(induced Pluripotent Stem cells), 즉 인공적으로 만들어진 유도만능줄기세포가 있다.

수정란에서 유래하는 배아줄기세포

남성의 정자와 여성의 난자가 결합하여 생성된 수정란이 분열을 시작한 것을 배아라고 한다. 배아 과정을 거쳐 태아기 태어난다. 수정된 지 14일이 지난 배아 및 태아에 있는 것이 배아줄기세포다. 수정란이 모체에서 아기로 성장할 때 약 2조 개의 세포가 생겨 온전한 생명체로 성장할 준비를 한다.

이처럼 생명의 시작인 수정란에서 시작하는 배아줄기세포는 다양한 종류의 세포 및 조직으로 분화할 수 있는 능력을 가지고 있어 '만능 세포'로 불린다. 배아줄기세포는 근원적으로 조직이나 기관을 만들도록 프로그램되어 있기 때문에 혈액줄기세포가 혈액만을 만들 수 있는 것과 달리 혈액, 뼈, 피부, 뇌 등을 만들 수 있다.

배아줄기세포는 특별한 조건에서 배양한다면 무한대로 세포를 증식시킬 수 있다. 또한 노화되지 않기 때문에 수많은 환자의 치료에 이용할 수 있다. 과학자들은 배아줄기세포를 몸 밖으로 격리하여 생존시키는 연구에 박차를 가해왔으며 그 결과, 1998년 사람의 배아줄기세포를 분리 및 배양하는 데 성공했다. 배아줄기세포는 전 세계에 78종류가 존재하는 것으로 알려져 있으며 그중 6종은 국내에서 개발한 것이다. 우리나라는 배아줄기세포 연구의 선진국이다.

인체 여러 조직에 존재하는 성체줄기세포

성체줄기세포는 다 자란 성체인 우리 몸속에 있다. 성체줄기세포가 성인의 몸속에서 발견되는 부위는 뼈, 뇌, 간, 장, 지방, 근육, 대퇴골, 신경, 피부, 혈액, 모근 등 여러 곳이다. 이 세포들은 특성에 따라 조혈모세포(조혈줄기세포)와 재생의학 재료로 이용되는 중간엽줄기세포, 신경줄기세포 등으로 나뉜다. 성체줄기세포는 극히 미량으

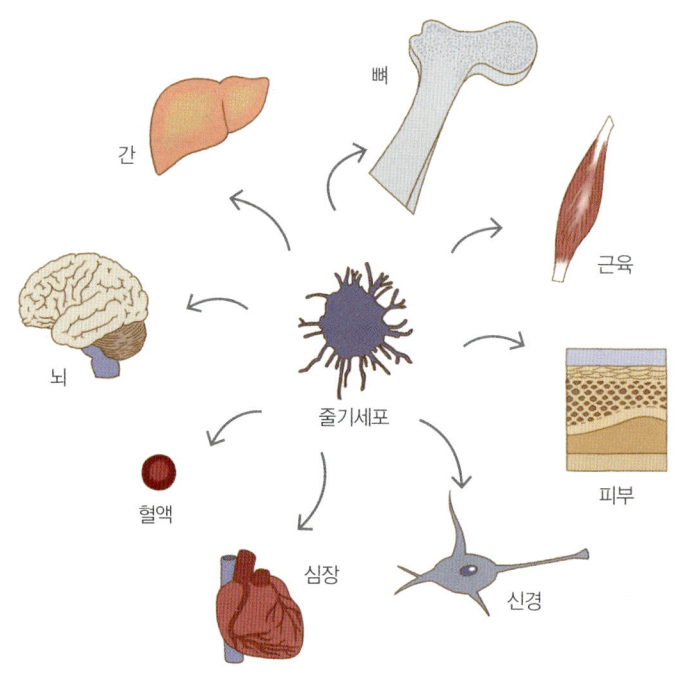

성체줄기세포가 발견되는 신체 부위

로 존재하다가 우리 몸의 세포가 손상되거나 죽으면 복구하고 대체하는 기능을 한다.

연골조직에서는 연골세포로, 피부와 결합조직(인대, 건)에서는 섬유세포로 분화되어 죽거나 손상된 세포를 대체한다. 사람이 나이가 들어감에 따라 성체줄기세포의 수는 감소하며 일부는 완전히 그 기능을 잃는다.

성체줄기세포는 본래 자신의 몸속에 있는 세포이기 때문에 거부반응이 없으며 암으로 악화될 가능성도 없어서 의학적으로 안전하게 치료할 수 있다. 단, 구체적인 장기를 구성하는 세포로서 분화되기 직전의 원시 세포이며 배아줄기세포와 달리 한 가지 특별한 종류의 세포로만 발달할 수 있는 세포이기에 이용하는 데 어려움이 있는 편이다.

게다가 체외에서 배양하기 어렵기 때문에 백혈병 치료를 위해 유전자형이 같은 골수기증자를 이식할 때 한 명의 골수기증자로부터 단 한 명의 환자밖에 이식하지 못한다. 배아줄기세포만큼 오래 배양할 수 없어서 골수, 지방 등에서 필요할 때마다 분리해야 하는 단점도 있다.

이러한 성체줄기세포의 한계는 생명과학기술의 발전과 함께 조금씩 해결되어 가고 있다. 최근에는 골수줄기세포가 혈구세포 외에도 신경, 근육, 뼈 등으로도 분화할 수 있다는 연구 결과가 발표된 바 있다. 아울러 지방줄기세포가 연골세포로 분화되어 임상에서 활용되고 있다. 이밖에도 성체줄기세포는 현재 다양한 난치성 및 퇴행성 질병 치료에 적용되고 있다.

인공적으로 만들어진 유도만능줄기세포

iPS세포라고도 불리는 유도만능줄기세포는 배아줄기세포와 성체줄기세포의 단점을 보완해 만든 인공적인 줄기세포다. 배아줄기세포처럼 다분화 능력, 자가 증식 능력이 우수하면서 배아가 아닌 자신의 세포로 만들기 때문에 생명 윤리 문제 및 면역 거부 반응에 대한 걱정도 없다.

과학자들이 일반 세포를 가지고 유전자를 합성하는 등 인공적으로 처리해서 이미 분화된 세포가 줄기세포의 기능을 갖도록 했다. 생체 시계를 거꾸로 돌려 성체세포를 역분화해서 줄기세포를 만들어내는 것인데, 초기에는 피부세포를 특수처리해서 줄기세포 기능을 갖도록 했으나 최근에는 다양한 종류의 세포 연구를 진행하고 있다. 현대 의학의 경향은 개인 맞춤형 치료(Tailored Medicine) 쪽으로 흐르고 있다. 이러한 흐름에 힘입어 유도만능줄기세포를 이용한 세포치료는 더욱더 탄력을 받고 있다. 유전자가 손상된 경우, 그 유전자를 교정하여 세포치료제로 사용할 수 있다.

다만, 유도만능줄기세포는 세포 처리 과정이 어렵고 이식한 후 암이 될 가능성이 있어 아직 해결해야 할 문제점이 있다.

현대 의학의 희망, 줄기세포

줄기세포를 생각할 때 기라성 같은 과학자들이나 의학자들보다 진정한 슈퍼맨이었던 배우 크리스토퍼 리브(Christopher Reeve)가 가장 먼저 떠오른다. 많은 배우들이 슈퍼맨 역을 맡았지만 나에게는 리브만큼 인상적이지 않았다. 출중하고 강건한 외모 덕분이기도 하지만 그의 삶이 불굴의 슈퍼맨 그 자체였기 때문이다.

리브는 44세이던 1995년 5월, 낙마 사고로 척추 부상을 입었고 목에서 발끝까지 전신이 마비되었다. 현대 의학으로는 치료가 불가능한 몸이었으나 포기하지 않고 줄기세포 치료에 희망을 걸었다. 당시 줄기세포 치료는 활발한 연구에 비해 수많은 논란에 부딪히고 있있기 때문에 그는 재단을 만들어 줄기세포 연구를 촉진하는 캠페인을 활발히 펼치며 정치적 투쟁을 했다.

    인간의 생명을 다루는 의학 분야는 새로운 치료법과 신약에 대해 상당히 보수적인 태도를 취한다. 물론 충분한 임상 시험을 거쳐 안전성이 입증되어야 하는 것은 맞지만, 질병과 투쟁하며 바람 앞의 촛불과도 같은 생명을 이어가고 있는 이들에게 그것은 또 하나의 벽이 되기도 한다.

    리브는 마비된 몸을 이끌고 치료기술 현황을 알아보기 위해 전 세계를 돌아다니는 등 최선을 다했으나 사고 후 10년 뒤인 2005년, 54세의 젊은 나이로 세상을 떠났다. 리브의 뜻을 이어 리브의 줄기세포재단을 운영했던 그의 아내 데이나 리브(Dana Reeve)는 "남편과 내가 삶을 살아갈 수 있었던 것은 희망 때문이었습니다. 희망은 나에게 계속 살아갈 힘을 주고 있습니다"라고 말했다. 리브와 그의 아내가 꿈꾸었던 희망, 그것만큼 줄기세포를 잘 설명하는 단어는 없다고 생각한다.

줄기세포의 미래

의학기술이 눈부시게 발전한 21세기를 살고 있지만 의학이 풀어야 할 숙제는 많다. 아직도 수많은 난치병 환자들이 병마와 싸우고 있으며 장기 및 조직이식을 필요로 하는 환자가 급증하고 있음에도 불구하고 장기 기증자는 매우 한정되어 있다. 줄기세포를 이식하여 난치병에 걸린 세포를 회복시킬 수 있으며, 이식에 필요한 장기 또는 동물을 이용한 대체장기를 대량 생산할 수 있다. 전 세계적으로 장기이식이 필요한 환자는 매년 10~15%씩 늘어나고 있지만 장기 기증은 절대적으로 부족한 상태다. 이러한 현실에서 줄기세포는 매우 희망적인 답을 제시해줄 수 있다.

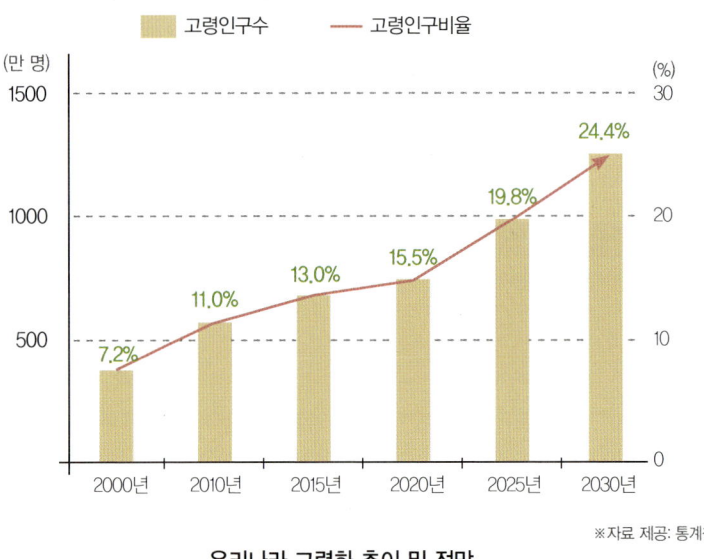

우리나라 고령화 추이 및 전망

	고령화(7%)	고령(14%)	초고령(20%)	진행속도 (7→20%)
한국	2000년	2017년	2026년	26년
일본	1970년	1994년	2006년	36년
미국	1942년	2015년	2036년	94년

※자료 제공: 통계청

OECD 주요국의 고령화 진행 속도 비교

전 세계적으로 문제가 되고 있는 고령화도 간과할 수 없다. 미래학자들의 전망에 따르면 지구 상의 국가 중 절반 이상이 2020년이면 65세 이상의 인구가 15%를 넘는 고령화 사회에 들어선다고 한다. 특히 우리나라는 타의 추종을 불허하는 초고령화 사회다. 우리나라의 초고령화 진행 속도가 OECD(경제협력개발기구) 주요 국가 중 가장 빠른 것으로 조사되었으며 이는 우리나라보다 먼저 고령화 사회에 진입한 미국과 일본에 비해 1.5~4배 정도 빠른 속도다.

나이가 들면 필연적으로 퇴행성 질환과 난치성 질환이 급증하게 된다. 세포의 노화로 인체 기능에 문제가 많이 발생하는 데다가 노인의 몸속에는 손상되고 사멸한 세포를 복귀하는 줄기세포가 없다. 이러한 문제의 대안이자 희망이 바로 '재생의학'이다. 재생의학이란 현재 치료가 힘든 난치성 질병을 세포 치료나 유전자 치료 등으로 질병의 근원적 치료를 도모하는 새로운 의학 분야다.

한계가 없는 줄기세포

재생의학의 핵심이 바로 줄기세포다. 자신이나 타인의 줄기세포를 채취한 후 몸속으로 들어갔을 때 손상된 조직을 회복시킬 수 있는 상태로 배양해서 손상된 부위에 집어넣는 것이 줄기세포 치료법이다. 1963년 혈액세포에서 줄기세포를 처음 발견한 이후 골수이식 수술을 통해 백혈병, 임파선암 등 난치성 질병을 치료해온 것에서 볼 수 있듯이 앞으로 줄기세포 치료가 의학계에 미칠 영향은 상상 그 이상이다.

의학기술이 발전하면 자신의 세포로 필요한 장기를 만들어 이식해도 거부 반응이 전혀 없는 맞춤형 장기까지 만들 수 있다. 아울러 줄기세포를 이용한 암 치료를 비롯하여 노인성 치매, 당뇨, 다발성 신경경화증, 아토피 등 많은 난치성과 불치성 질병 치료에 청신호가 켜질 것이다. 나는 관절전문의사의 길을 걸어오며 줄기세포 치료를 통해 연골의 재생을 임상에서 확인했다. 그러므로 연골이 닳고 손상되면 재생되지 않아 진통제로 통증을 다스리다가 결국 인공관절수술을 해야 한다는 '관절염=수술'이라는 기존의 통념을 거부한다.

최근까지도 연골이 다시 살아난다는 것은 받아들여지지 않는 치료법이었다. 줄기세포 치료는 병을 근원적으로 치료하며 그 한계가 무한대로 펼쳐지는 희망의 의학 분야다. 미래에는 자신의 건강한 피부줄기세포로 병든 뇌세포를 치료할 수 있을 것이고 취약한 장기도 마치 자동차 부품을 교체하듯 쉽게 바꿀 수 있을 것이다.

21세기 의학의 가슴 뛰는 희망, 줄기세포 치료! 생명의 문을 활짝 열기 위해 오늘도 생명과학자, 조직공학자, 의학자 들이 열정을 불사르고 있다. 나는 그들을 또 다른 슈퍼맨이라고 부르고 싶다.

Part 2

건강의 열쇠, 성체줄기세포

줄기세포
치료의 현주소

Part 1에서 소개한 배아줄기세포, 성체줄기세포, 유도만능줄기세포를 활용한 줄기세포 치료법이 있다. 각 치료법에 따라 장단점이 있다. 효과가 입증되어 현재 활발하게 치료에 적용되고 있는 치료법이 있는 반면, 아직 해결해야 할 문제를 안고 있는 치료법도 있다.

배아줄기세포 치료 앞에 놓인 산

씨앗의 힘은 강하다. 그 안에 하나의 생명을 완성할 수 있는 충분한 유전 정보와 영양 물질이 있다. 작디작은 겨자씨 속에 우주가 담겨 있다는 말은 결코 허언이 아니다. 정자와 난자는 반쪽 씨앗이라고 할 수 있다. 이 둘이 만난 수정란이 온전한 생명을 가진 진정한 씨앗의 역할을 한다. 수정란이 생명체로 성장하는 과정이 세포 분열인데, 분열을 시작한 수정란을 '배아'라고 한다.

생명체를 구성하는 모든 조직의 세포로 분화할 수 있는 배아세포에 대한 연구가 시작된 것은 1800년대 중반이다. 배아세포가 어떻게 다양한 특성을 가진 세포로 전환되어 조직과 기관을 만드는지에 대한 연구가 시작된 것이다. 이후 과학자들은 끊임없이 연구해 왔지만 생명의 신비를 여는 열쇠는 쉽게 주어지지 않았다. 과학사에서 하나의 발견이 있기까지는 헤아릴 수 없을 만큼 수많은 시행착오의 과정이 있다. 배아세포 연구 역시 과학자들의 열정이 무수한 시험대에 올랐다.

마침내 이 문제는 1953년 미국 과학자 로이 스티븐스(Leroy Stevens)가 생쥐에서 줄기세포를 발견하면서 점차 풀리기 시작했다. 그는 생쥐의 정소에 생긴 테라토마(기형종)를 연구하던 중 작고 둥글납작한 세포를 발견하여 이를 배아줄기세포라고 불렀는데, 사실 이는 단순한 줄기세포였다. 실제로 배아줄기세포는 1981년 영국 카디프대학의 마틴 에반스(Martin John Evans) 교수와 매튜 카우프만(Matthew H. Kaufman) 교수가 발견했으며 그들에 의해 배아줄기세포라고 공식 명명되었다. 이후 1998년 미국 위스콘신대학의 제임스 톰슨(James Thomson) 교수와 존스홉킨스대학의 존 기어하트(John Gearhart) 교수는 배아에서 줄기세포를 분리해낸 후 다른 조직으로 분화시키는 데 세계 최초로 성공했다.

2001년 미국의 생명공학회사 ACT에서 처음으로 배아줄기세포를 만들기 위한 인간배아 복제가 이루어졌다. 인간배아 복제는 핵을 제거한 미수정 난자와 체세포의 핵을 융합시키는 체세포 복제 기술인데, 안타깝게도 이렇게 만들어진 배아는 6세포기까지만 분열하다가 사멸해버렸다. 이후로도 복제 배아를 8세포기 이상으로 성장시키지 못하고 있다.

배아를 성장시키지 못하면 줄기세포를 추출하는 것 역시 숙제로 남는다. 그런데 2004년 우리나라에서 놀라운 일이 벌어졌다. 인간의 난자와 체세포를 사용하여 난치병 환자에게 큰 희망을 주는 맞춤형 복제 배아줄기세포를 세계 최초로 만들어냈다는 황우석 박사의 논문이 발표된 것이다. 이 논문은 당시 학술지 《Science》에 발표되면서 전 세계를 놀라게 했다. 당시 과학계는 18세기 영국의 산업혁명에 버금가는 생명공학혁명이 한국에서 시작되었다며 찬사를 보냈다. 그러나 안타깝게도 이 논문은 조작된 것으로 결론이 났다. 황우석 박사가 시도했던 복제 배아줄기세포는 복제양 돌리를 비롯하여 개, 고양이, 생쥐와 같은 체세포 복제 동물을 탄생시켰으나 아

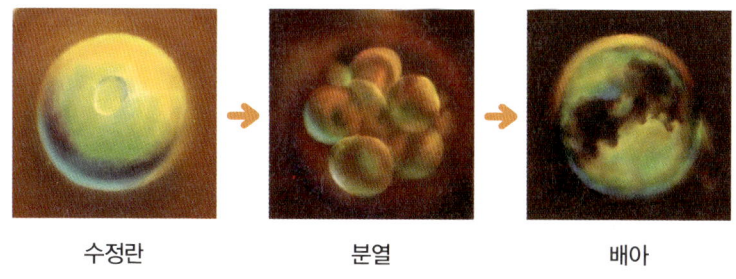

수정란   분열   배아

직까지 인간을 대상으로 성공한 사례는 없다.

배아줄기세포는 인간의 수정란을 이용하여 만든 세포이기 때문에 윤리적인 문제가 발생할 우려가 있다. 배아의 내부세포에서 줄기세포를 빼면 배아는 죽기 때문이다. 과학자들은 불임시술을 위한 시험관시술에서 생산된 배아를 이용함으로써 윤리 문제를 해결하고자 한다. 시험관시술을 하면 한 번에 여러 개의 배아가 생산되는데, 이 가운데 두세 개만 자궁착상에 사용되고 남은 배아는 냉동보관한 뒤 더 이상 임신을 원하지 않을 경우 당사자의 동의를 받아 연구에 사용하고 있는 것이다.

윤리적인 문제와 함께 의학적인 문제도 있다. 배아줄기세포는 증식 능력이 탁월하여 체내에 이식하면 암으로 악화될 가능성을 배제할 수 없다. 때문에 무궁무진한 가치만큼이나 연구에 신중을 기해야 할 세포다.

치료에 활발하게 사용되고 있는 성체줄기세포

1956년 미국 내과의사 도널 토머스(Edward Donnall Thomas)는 생체에 골수를 주사하면 골수가 새로운 혈구를 만들어낸다는 사실을 알아냈다. 1963년 마침내 캐나다 과학자 어니스트 맥컬럭(Ernest McCulloch)과 제임스 틸(James Till)에 의해 새로운 혈구를 만드는 세포, 즉 성체줄기세포가 처음으로 발견되었다.

암 치료법에 대한 연구를 위해 부단한 실험을 한 끝에, 방사선으로 인해 골수의 세포들이 파괴된 생쥐에게 골수를 이식하면 생쥐의 비장에서 작고 하얀 덩어리가 생긴다는 것을 발견했다. 아울러 이식한 골수가 많을수록 그 작고 하얀 덩어리가 증가하며 혈액을 구성하는 세포로 변한다는 사실을 밝혀냈다. 그 작고 하얀 덩어리가 바로 성체줄기세포였다. 덕분에 백혈병, 임파선암 등을 치료하는 골수이식의 문이 활짝 열렸다.

성체줄기세포는 골수, 신경, 근육, 지방, 피부, 탯줄, 태반 등에 폭넓게 있다가 조직이 손상되면 활성화되어 분열을 시작한다. 이름처럼 다 자란 성체에서 줄기세포를 추출하기 때문에 배아줄기세포와 같은 윤리 문제에서 자유롭다. 또한 성체줄기세포를 치료용으로 사용할 때 환자 본인의 몸에서 추출하여 사용하기 때문에 면역 거부 반응이 없다는 장점이 있다.

다만 어떤 세포로도 분화할 수 있는 배아줄기세포와 달리 성체줄기세포는 분화의 방향이 정해져 있다. 때문에 다른 조직의 세포로 분화시키는 데 어려움이 있다. 그동안 과학자들은 많은 조직들에서 성체줄기세포를 발견해왔으며 성체줄기세포의 단점을 극복하며 발전시켜왔다. 그 예로 출산 후 줄기세포가 풍부한 태반과 탯줄을 냉동 상태로 보관하는 제대혈은행이 있다. 탯줄은 줄기세포가 풍부하여 하나의 탯줄에서 1만여 개의 줄기세포를 추출해낼 수 있다. 아이가 성장하면서 병에 걸린다면 제대혈은행에 보관되어 있는 줄기세포를 사용해 치료할 수 있다.

	성체줄기세포	배아줄기세포
세포의 재료	인체 거의 모든 장기 및 조직	난임 부부로부터 기증받은 냉동 배아
분화 능력	세포의 분화 능력이 특성화되어 있음, 배아줄기세포에 비해 분화 능력이 떨어지나 최근 다분화 능력이 입증됨	인체의 모든 세포로 분화 가능
부작용	유전자형 일치 시 부작용 낮음	종양 발생의 가능성 있음
임상 적용성	혈액암, 자가면역질환 등에 골수 이식 적용 및 다양한 임상 연구 활발	세포 이식 치료 사례 없음
윤리 문제	거의 없음	문제점 많음

성체줄기세포와 배아줄기세포의 비교

우리나라의 생명공학기술은 세계 최고 수준이다. 줄기세포 연구 분야의 연구진이 두텁고 인프라가 잘 구축되어 있으며 줄기세포를 활용한 치료에 대한 임상 연구 성과도 많다. 많은 병원들과 제약사들이 성체줄기세포의 치료 및 치료제 개발에 힘을 쏟고 있으며 이미 상용화된 제품도 있다.

현재 전 세계적으로 임상 시험을 하고 있는 성체줄기세포 치료제는 약 4,500개이다. 그중 약 10%에 해당하는 400~500개가 상용화 단계에 있다. 우리나라는 현재 3개의 성체줄기세포 치료제가 나왔으며 활발한 임상이 진행 중인 치료제는 33개에 달한다.

유도만능줄기세포에 거는 기대

배아줄기세포와 성체줄기세포의 단점을 극복하고 장점만 살린 세포를 만들어내는 것이 가능할까? 그 가능성은 미래의 먼 꿈이 아니라 서서히 손에 잡히는 가치로 떠오르고 있다. 2007년 정형외과 출신의 기초 과학자인 일본 교토대학 야마나카 신야(山中 伸弥) 교수는 피부세포를 배아줄기세포와 비슷한 유도만능줄기세포로 만드는 법을 처음으로 개발했으며 그 공로를 인정받아 2012년 노벨 생리의학상을 받았다.

유도만능줄기세포는 이미 분화가 끝난 성인의 세포에 줄기세포의 특징을 갖게 하는 조작된 유전자(Oct3/4, Sox2, c-Myc, Klf4)를 투입시켜 배아줄기세포와 비슷한 세포 생성 초기의 만능 세포로 만든 것이다. 생체 시계를 거꾸로 돌린 듯한 이 놀라운 세포는, 줄기세포가 체세포로 분화하는 자연의 과정을 거꾸로 해서 만들었다는 뜻에서 '역분화줄기세포'라고도 불린다.

유도만능줄기세포는 어떤 장기로도 분화하는 배아줄기세포의 장점을 가지고 있으며 논란이 되고 있는 배아줄기세포의 윤리 문제에는 자유롭다. 따라서 원하는 세포로 분화시켜 특정한 세포나 조직, 장기를 만드는 맞춤 재생의학의 물꼬를 텄다고 평가받고 있다. 유도만능줄기세포는 재생의학 분야에서 무궁무진한 가능성을 가지고 있는데 특히 맞춤형 세포치료제 개발과 환자 유래 세포로 신약을 개발하는 분야로 주목을 받고 있다.

예를 들어 중뇌의 도파민 신경세포가 죽어서 발병하는 파킨슨병의 경우 현재 근본적인 치료법 없이 병의 악화를 늦추는 약물요법 등이 사용되고 있다. 하지만 줄기세포에서 분화시킨 도파민 신경세포를 이식해주면 파킨슨병으로부터 벗어나는 '본질적인 치료'가 가능하다. 이러한 의학적 논리는 이론적인 수준으로 머물러 있지 않다. 세계 여러 나라의 연구진들이 중뇌의 도파민 신경세포를 만들어내는 데에 성공한 사례가 있다.

우리나라는 줄기세포 연구의 기틀을 다진 교육과학기술부 산하에 있는 '세포응용연구사업단'에서 유도만능줄기세포를 이용해 파킨슨병 및 척추 손상 환자를 치료할 수 있는 신약 개발에 매진하고 있다. 이 연구사업단은 2012년 척수가 손상된 쥐에게 유도만능줄기세포를 이식하여 마비되었던 다리의 운동기능을 회복시켰다. 아울러 척수 손상에 사용할 신경세포를 얻는 데 성공하여 그 유효성 검증을 위한 동물실험을 진행하고 있다.

이처럼 유도만능줄기세포에 대해 희망적인 소식이 전해지고 있지만 재생의학 개척의 길은 결코 호락호락하지 않다. 유도만능줄기세포는 유전자를 투입시키는 과정에서 바이러스의 영향을 받을 수 있으며 무한 자가 증식으로 인한 암 유발 가능성도 있다. 또한 2011년 저명한 과학 잡지 《Nature》는 유도만능줄기세포는 배아줄기세포와 다르고 이를 만드는 데 사용된 성체조직세포의 형태를 취하고 있음을 발견했다고 밝혔다. 아직까지 유도만능줄기세포가 자연의 배아줄기세포와는 같지 않음을 경고한 것이다.

그러나 생명과학자들과 의학자들은 이러한 한계를 극복하고자 끊임없이 도전하고 있다. 제주대학 줄기세포연구센터장을 맡고 있는 박세필 생명공학부 교수는 유도만능줄기세포를 체내에서 분화시킬 때 바이러스 대신 나노입자를 넣는 기술을 개발했다. 이는 유도만능세포가 분화 과정에서 바이러스로 인해 암이 발생하는 부작용을 줄여 안전하게 유도만능줄기세포를 사용할 수 있도록 한 획기적인 기술로 평가받고 있다. 이처럼 과학자들은 오늘도 시간을 잊은 채 연구에 몰두하고 있다.

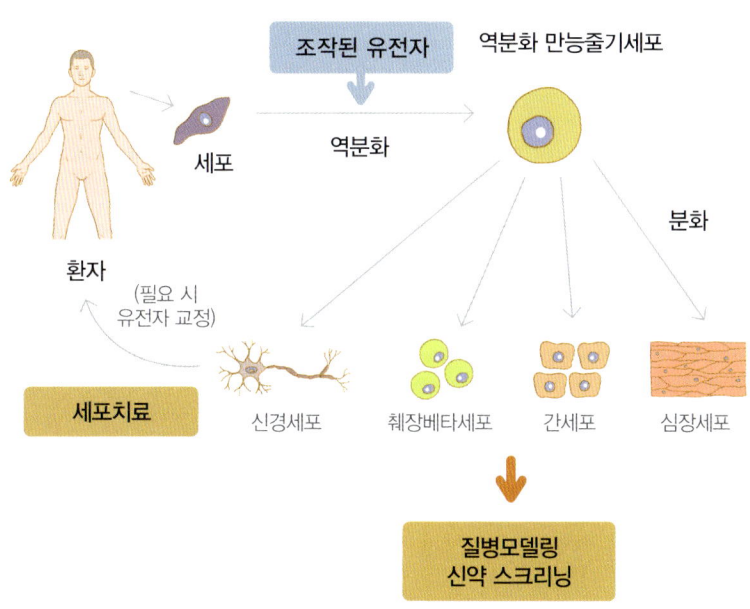

유도만능줄기세포를 만드는 과정과 활용 방법

줄기세포 치료법의 기본 원리

줄기세포 치료의 기본 원리는 환자의 몸에서 줄기세포를 추출한 후 다시 환자에게 주입하는 것이다. 환자의 신체에 주입된 줄기세포는 세포치료라는 근원적 치유 활동을 하며 손상된 장기를 회복시킬 수 있다.

이처럼 환자에게 줄기세포 또는 줄기세포로부터 분화된 세포를 이식하면 줄기세포가 가진 재생 능력이 발휘되어 치유된다. 원래 우리 몸은 곳곳에 줄기세포가 있어서 손상된 세포를 치유하는 능력이 있지만 자연적으로 존재하는 줄기세포는 그 능력이 제한적이다. 그러므로 손상된 조직이나 기관에 수백만 개의 줄기세포를 이식해 훨씬 강력한 치유력을 발휘하도록 하는 것이다.

치료용 줄기세포는 어디에?

성체줄기세포는 두뇌, 골수, 근육, 피부, 간, 내장기관, 지방 등 인체 곳곳에 존재하면서 인체 조직이나 기관이 손상 또는 사멸되었을 때 치유와 재생 작용을 펼친다. 치료를 목적으로 채취할 때는 골수나 지방, 제대혈(탯줄혈액)에 들어 있는 줄기세포를 이용한다.

골수

뼈 사이의 공간을 채우고 있는 부드러운 조직인 골수는 혈액을 만들어낸다. 골수는 조혈모세포와 중간엽줄기세포의 두 가지 줄기세포를 가지고 있다. 조혈모세포는 이름 그대로 적혈구, 백혈구, 혈소판 등 모든 혈액세포를 만들어낼 수 있어 백혈병, 재생불량성 빈혈, 골수이형성증후군 등 혈액 질환이나 면역 질환 같은 난치성 질환을 치료하는 데 유용하다.

골수 안에 있는 또 하나의 줄기세포인 중간엽줄기세포는 조혈모세포와 매우 흡사하며 신경계, 혈관계, 근육, 연골, 뼈 등의 다양한 세포로 분화할 수 있다. 뼈나 연골의 중간엽줄기세포는 성장이나 영양의 보고인 지지조직이며 각종 생리활성물질을 생산하고 세포를 성장시킨다.

지방

인체의 단열재 역할을 하며 영양소를 저장하는 지방조직에는 골수의 1,000배에 달하는 줄기세포가 있다. 이 지방줄기세포가 바로 중간엽줄기세포다. 지방조직 안의 혈관 주위에 많이 분포하고 있는 지방줄기세포는 주로 복부의 피하지방에 집중되어 있으며 엉덩이, 허벅지, 옆구리 등에서도 채취할 수 있다. 보통 1g의 지방조직에서 약 50만 개의 줄기세포를 분리할 수 있다.

제대혈

자궁과 태반을 연결하는 탯줄은 태아에게 필수영양분과 산소를 공급하는 생명선과 같은 역할을 하는데 그 탯줄 및 자궁에 있는 혈액인 제대혈 속에 조혈모세포와 중간엽줄기세포가 있다. 하나의 탯줄에서 채취할 수 있는 혈액은 약 100ml인데 같은 양의 골수와 비교해보았을 때 제대혈에는 성인 골수의 약 10배에 달하는 조혈모세포가 있다. 100ml의 제대혈은 1,000ml의 골수에 해당하므로 편리성과 안전성이 우위에 있다고 할 수 있다. 또한 50% 정도의 유전 인자만 맞아도 이식할 수 있다. 아울러 면역학적 부작용이 적어 합병증과 부작용의 위험이 낮다. 제대혈은 출산 시 폐기되는 조직의 재활용이 가능하여 윤리 문제에서 자유롭다.

줄기세포 채취 방법

골수에 포함된 성체줄기세포는 부분마취 후 골반뼈, 무릎내부뼈 등에서 채취할 수 있다. 마취된 상태이기 때문에 채취 시 환자는 통증을 느끼지 못하지만 골수 채취 후에는 약 24시간 동안 휴식을 취해야 한다.

배, 엉덩이, 허벅지 등에 존재하는 지방줄기세포는 부분마취 후 주사기를 이용하여 간단하게 채취할 수 있다. 우리 몸에는 골수보다 지방의 양이 상대적으로 많기 때문에 얻을 수 있는 성체줄기세포의 양도 많다. 임산부가 출산하면서 얻은 제대혈과 태반에서도 줄기세포를 채취할 수 있다.

성체줄기세포는 젊고 건강할수록 인체에 많이 있다. 재생의학의 핵심인 성체줄기세포를 이용한 줄기세포 치료는 날로 발전해가고 있다. 때문에 건강할 때 줄기세포를 채취하여 보관하면 이후 질병 또는 노화로 인한 퇴행성 질환이 발생했을 때 효과적으로 사용할 수 있다. 특히 골수이식 등이 필요한 난치병이 발병했을 경우 본인뿐만 아니라 직계가족도 치료할 수 있어 보관한 줄기세포의 가치는 높다.

성체줄기세포의 분화 능력

신경줄기세포는 신경세포를 잘 생산할 수 있으며, 조혈모세포는 혈액을 잘 생산할 수 있다. 이렇게 성체줄기세포는 특정한 장기를 잘 만들어낼 수 있는 세포가 따로 있는 경우가 많다.

그렇다고 해서 이들의 분화 능력이 제한된 것은 아니다. 조혈모세포의 경우 심장근육이나 뇌신경, 간 등으로의 분화도 일어나며, 성체를 구성하는 거의 모든 조직으로 분화가 가능하다는 것이 이미 밝혀졌다. 또한 신경줄기세포의 경우도 신경계 외의 다른 다양한 조직으로 분화할 능력이 있음이 입증되었다. 사랑니에서 추출한 줄기세포로 간, 뼈, 신경 등을 치료하는 방법도 개발되었다. 그러므로 성체줄기세포는 분화 능력이 제한되어 있다고 하기보다 특성화되어 있다고 봐야 한다.

성체줄기세포의
질병 치료

의학이 눈부시게 발전했지만 아직 당뇨병이나 파킨슨병 등 근본적인 치유가 힘든 난치병, 불치병의 영역이 있다. 세포 차원의 치유와 재생을 도모하는 성체줄기세포 치료는 이 같은 질병의 근원적 치료를 기대할 수 있다. 최근 이러한 질병 치료를 위한 성체줄기세포 연구 및 치료가 활발하게 진행되고 있다.

당뇨병

포도당은 우리 몸의 주요 에너지원이다. 우리가 섭취한 음식물 중

탄수화물은 위에서 포도당으로 분해되어 혈액 속으로 흡수된 뒤 각 세포 속으로 들어가 에너지원이 되는 것이다. 혈액에서 세포로 이동하는 포도당을 조절하는 것이 췌장에서 분비되는 인슐린이라는 호르몬이다.

췌장에 이상이 생기면 인슐린이 충분히 분비되지 못해 인슐린 분비 기능에 문제가 발생한다. 세포로 전달되어 이용되지 못한 포도당은 혈액에 남아 소변으로 배출되는데, 이를 당뇨병이라고 한다. 당뇨병은 질환 자체보다 관리 소홀로 인해 발생하는 합병증이 더 무서운 병이다. 당뇨병은 심장병, 뇌졸중의 주요 원인이며 다양한 합병증을 일으킨다.

바쁜 생활과 경쟁적인 사회 구조에서 오는 스트레스, 불규칙한 식생활, 운동 부족 등으로 많은 현대인들이 당뇨병의 위협을 받고 있다. 유전적으로 당뇨병에 걸리는 경우(제1형 당뇨병)보다 좋지 못한 생활 습관으로 당뇨병에 걸리는 경우(제2형 당뇨병)가 더 많으며 그 비율이 약 90%다. 당뇨병은 중년 이상이 걸리는 성인병이라는 통념과 달리 지난 20여 년 사이에 30대 젊은 당뇨병 환자가 10배 가까이 증가했다.

현재까지 당뇨병의 근본적인 치료법은 없다. 성인의 췌장은 재생 능력이 낮아서 약으로 혈당을 조절하거나 증세가 심한 환자는 날마다 인슐린 주사를 맞아야 한다. 줄기세포 치료는 인슐린을 만드는 췌장의 베타세포를 만들어주는 치료다. 이식한 줄기세포는 베타세포로 변해 몸의 인슐린감수성을 늘려준다. 이로써 당뇨병을 근본적으로 치료할 수 있다.

심장병

심장병이란 동맥경화증에 의한 협심증, 심근경색 등 허혈성 심장질환을 비롯하여 고혈압으로 인한 심장병, 심장판막증 등을 포함한다. 이중 협심증과 심근경색은 돌연사 원인의 70~80%를 차지할 정도로 위협적이다. 심장에 피를 공급해주는 혈관인 관상동맥이 염증 반응으로 갑자기 피떡(혈전)이 생겨 부분적으로 막히면 심장근육세포에 산소와 영양소가 제대로 공급되지 않아 협심증이 나타난다. 또한 관상동맥이 완전히 막혀 혈액 공급이 안 되면 심장조직이 괴사하는 심근경색이 나타난다. 심근이 괴사를 일으키면 심장은 제대로 기능할 수 없게 되며 심근경색 재발 및 심부전의 위험에 놓이게 된다.

심장근육은 재생되지 않는다. 성인의 심장근육세포는 분열·증식 능력이 없기 때문에 그 수가 늘어나지 않는다. 심장근육세포가 괴사하면 세포의 수가 늘어나지 않고 주위의 세포가 커져서 이를 보충하려다 보니 자연스레 심장 기능이 떨어진다.

손상된 심장 부위에 줄기세포를 이식하는 심장줄기세포 치료는 심장근육세포를 재생시켜 손상된 심장근육을 회복시킨다. 골수의 간엽계줄기세포(사람의 조직 발생 과정에서 내·외·중배엽이 분화하는데 중배엽에서 유약한 결합조직인 간엽이 분화한다. 이 간엽을 구성하는 간엽세포는 다양한 조직으로 분화할 수 있다)를 심장근육세포로 분화시킨 뒤 그 세포를 심장의 손상 부위에 이식했더니 심장 기능이 회복되고 혈관이 생성되었다는 보고도 있다.

뇌졸중

동맥경화나 혈전으로 뇌혈관이 막히거나 터져서 뇌가 손상되어 발생하는 질환이 뇌졸중이다. 뇌혈관이 막히는 경우를 뇌경색, 터지는 경우를 뇌출혈이라고 한다. 뇌졸중은 중증의 경우 생명에 위협을 받을 수 있으며 생명에 지장이 없더라도 팔, 다리 등 신체마비와 호흡장애 및 언어장애까지 오는 경우가 있다.

뇌졸중이 발생하면 혈전용해제를 투여하는 등 약물요법을 쓰는데 이는 더 이상의 뇌손상을 막는 방법으로 이미 손상된 뇌세포의 치유는 기대할 수 없다. 때문에 신체 및 언어 기능 마비 후유증을 피할 수 없다. 뇌의 손상된 부위에 줄기세포를 이식하면 뇌신경세포의 회복을 기대할 수 있으며 손상을 입은 부분과 입지 않은 부분을 이어주는 데 필요한 단백질이 형성되어 회복에 도움을 줄 수 있다.

척수 손상

교통사고나 익스트림 스포츠 사고 등으로 척추나 경추를 다쳐 전신마비 또는 반신마비가 된 환자들을 종종 보게 된다. 이는 뇌에서부터 척추뼈 안의 좁은 관을 따라 내려와 있는 중추신경이 손상되었기 때문이다. 척수신경이 손상되면 손상 부위에 따라 인체의 일부만 기능이 남거나 전신이 마비되기도 한다. 척수 손상이 되면 환자의 삶의 질은 급격히 낮아진다. 체온, 호흡, 혈압, 배설 등을 조절하는 자율신경기능을 상실하게 되며 다양한 합병증으로 생명의 위협을 받게 된다.

현대 의학으로는 척수 손상의 근본적인 치유가 어렵기 때문에 감염 및 합병증을 최소화하는 보존적 치료가 이루어지고 있다. 줄기세포는 손상되거나 끊어진 척수의 신경세포를 재생시키는 기능을 하며 줄기세포 이식을 통해 척수가 재생되고 운동 기능이 회복되었다는 연구 결과도 발표된 바 있다.

만성폐쇄성폐질환

만성폐쇄성폐질환이란 폐조직이 파괴되어 산소와 이산화탄소의 교환에 문제가 발생해 호흡곤란이 되는 질환이다. 이 질환이 생기면 폐세포 주위에 수포가 생겨 폐가 늘어나 폐 기능을 더욱 떨어뜨리고 비대해진 조직이 심장을 압박하기도 한다. 안타깝게도 현대 의학으로는 한번 파괴된 폐조직을 원상태로 회복시키지 못하기 때문에 호흡곤란을 완화하는 약물요법과 함께 호흡근을 단련하는 운동요법을 실시한다.

하지만 줄기세포는 만성폐쇄성 폐질환을 극복할 수 있다. 정맥을 통해 줄기세포를 투여했더니 폐세포와 폐혈관으로 변한 것이 확인된 바 있다.

간경화

간세포는 재생 능력이 뛰어나서 일부분이 죽어도 회복되지만, 간 손상이 장기화되어 섬유화 등으로 진행되는 간경화가 되면 치료가 어려워진다. 간경화는 간암이 되기 쉬워 목숨을 위협하는 중증 질환 중 하나다. 유감스럽게도 아직까지 간경화의 특효약은 나오지 않았다. 안정과 식사요법이 치료의 대부분이며 합병증이 나타나면 치료가 더욱 어려워진다. 이러한 간경화 치료에 줄기세포의 활약을 기대할 수 있다. 손상된 간세포 부위에 줄기세포를 투여하면 간세포의 치유와 재생을 도모할 수 있기 때문이다.

그 외 난치성 질환

성체줄기세포는 거의 모든 종류의 난치병에 대해 해결 가능성을 제시하고 있다. 파킨슨병이나 알츠하이머병 등의 퇴행성 신경계 질환 및 자가면역질환, 면역결핍질환, 백혈병 등에 대한 세포치료법이 개발되고 있다.

> **TIP 성체줄기세포로 치료 가능한 질환**
> - **미용** 가슴 성형, 주름 개선
> - **재건** 함몰로 인한 상처, 화상, 괴사, 탈모
> - **면역** 폐암, 유방암, 간암, 위암, 난소암, 대장암, 췌장암, 전립선암, 직장암, 담관암, 신장암, 자궁경부암 등 각종 암
> 　　백혈병, 골수형성이상증후군, 다발성골수종, 악성림프종, 신경아세포종, 림프종, 재생불량성빈혈, 겸상적혈구성빈혈, 중증복합면역결핍증
> 　　면역성혈구감소증, 류마티스성관절염, 다발성경화증, 크론씨병, 골수형성이상증후군 등

관절염을 치료하는
성체줄기세포

관절염은 삶의 질을 떨어뜨리는 대표적인 병이다. 한번 발병하면 잘 낫지도 않고 만만치 않은 통증으로 일상생활을 어렵게 만들기도 한다. 60세 이상 인구의 80%가 앓고 있는 것으로 알려진 관절염은 쓰는 만큼 닳는 연골의 특성 때문에 난치병으로 인식된다.

베이거나 까진 피부를 치료하지 않아도 스스로 낫는 것은 피부 및 혈액의 줄기세포가 재생 작용을 하기 때문인데, 연골에는 혈관이 없어서 스스로 재생하지 못한다. 성체줄기세포는 이러한 관절염 치료에도 유용하다. 손상된 연골 부위에 성체줄기세포를 주입해 되살리는 방법으로, 재생에 초점을 맞춘 치료법이다.

관절염 치료의 근원적 접근

무릎은 우리 몸의 관절 중 가장 움직임이 많은 곳이기 때문에 퇴행성관절염이 많다. 퇴행성무릎관절염 치료와 관련해 인공관절수술, 미세천공술, 자가골연골이식술 등 여러 가지 치료법들이 있다. 이 가운데 최근에 도입된 줄기세포 치료법은 기존의 치료법과 다르게 문제가 되는 근본 원인을 찾아 해결하는 방식으로 접근한다. 연골이 손상된 근본적인 원인을 찾아 재생시켜 치료하는 것이 줄기세포 치료의 목적이다.

무릎관절염은 무릎관절을 이어주는 연골이 닳아 무릎관절 내 위 아래의 뼈가 직접 맞부딪치게 되면서 심한 통증을 유발시키는 질환이다. 연골은 쓰는 만큼 닳아 없어지는 조직으로, 한번 닳게 되면 스스로 치유되지 않을 뿐 아니라 원래 상태로 복구되지도 않는다. 게다가 연골에는 신경세포가 없어 완전히 닳아 무릎관절을 이루는 위아래 뼈가 직접 맞부딪칠 때까지 통증이 없는 경우도 있다. 때문에 무릎 통증으로 병원을 찾은 환자들을 보면 연골 손상이 상당히 진행된 경우가 대부분이다.

줄기세포 치료는 이처럼 자체적으로 재생되지 않는 연골의 특성을 고려해 손상된 연골에 줄기세포를 주입하여 건강한 연골세포로 분화할 수 있도록 자리를 만들어주는 치료법이다. 줄기세포 치료는 기존의 치료법보다 시술 시간이 짧으며 부작용이 없어 고령자들도 무리 없이 치료받을 수 있다. 연골이 완전히 다 닳은 관절염 말기가 아니라면 줄기세포로 무릎관절염을 치료할 수 있다.

자가줄기세포와 타가줄기세포

손상된 무릎연골을 재생시키는 데는 두 가지 종류의 줄기세포가 사용된다. 자가줄기세포와 타가줄기세포다. 말 그대로 자가줄기세포 치료는 환자 자신의 골수 또는 지방에서 추출한 줄기세포를 이용하는 것이며, 타가줄기세포 치료는 타인의 제대혈에서 추출한 줄기세포를 이용하는 것을 말한다. 환자의 연령과 연골 상태 등에 따라 자가줄기세포와 타가줄기세포 치료 중 가장 적합한 치료를 결정한다.

먼저 자가줄기세포 치료법은 분화 전 단계인 중배엽성체줄기세포를 연골이 손상된 부위에 주입함으로써 연골 재생과 통증 완화를 촉진시키는 치료법이다. 환자의 엉덩이와 엉덩이뼈에서 직접 채취한 골수와 지방 등의 자가줄기세포를 이용한다. 자가줄기세포 치료법은 수술하지 않고 주사나 관절내시경을 이용해 이루어진다. 따라서 흉터가 거의 없으며 회복이 빠르다는 장점이 있다.

타가줄기세포 치료는 동종 재대혈유래 중간엽줄기세포 치료제를 무릎 내 연골 손상 부위에 도포하는 방법이다. 무릎 부위를 절개해 관절을 개방한 상태에서 치료하기 때문에 수술이 부담스러운 고령자는 조심스러울 수 있다. 하지만 타가줄기세포는 어린 세포이기 때문에 손상 부위를 재생시키는 능력이 뛰어나다는 장점이 있다.

자가줄기세포 치료 중 골수줄기세포를 이용한 치료법은 환자의 엉덩이뼈에서 채취한 골수줄기세포를 손상된 연골 부위에 직접 주입하는 방법이다. 마찬가지로 지방줄기세포 치료 또한 엉덩이의 지방에서 채취한 지방줄기세포를 주사나 관절내시경으로 직접 주입한다. 골수줄기세포 치료의 경우 주로 15~50세의 환자를 대상으로 시행된다. 고령의 환자들은 골수에서 채취할 수 있는 줄기세포 수가 많지 않으며 세포 자체의 재생 능력도 떨어져 치료 효과가 줄어들 수 있기 때문이다. 따라서 자가골수줄기세포 치료는 건강한 골수를 채취할 수 있는 젊은 환자들만 시술받을 수 있다.

반면 지방줄기세포는 전체 세포 수의 10~20%를 차지할 만큼 골수에 비해 추출할 수 있는 줄기세포의 양이 풍부하다. 때문에 지방줄기세포로 웬만한 연골 손상을 치료할 수 있다. 또한 골수 같은 다른 부위의 줄기세포에 비해 노화의 정도가 더디기 때문에 고령의 환자들도 젊은 사람의 세포와 비슷한 재생 능력을 보인다. 채취 시간도 20분 정도로 짧으며, 최소 절개 방식으로 진행되어 회복 속도가 빠르다. 특히 지방줄기세포 치료는 원래 자신이 가지고 있던 연골과 최대한 비슷하게 재생되는 것이 큰 장점이다.

   그동안 자가 치유 능력이 없어서 지우개처럼 쓴 만큼 닳아 없어지는 회복 불능의 소모성 조직이라 여겨진 무릎연골. 무릎연골에 대한 이 고정관념은 이제 줄기세포에 의해 깨져가고 있다.

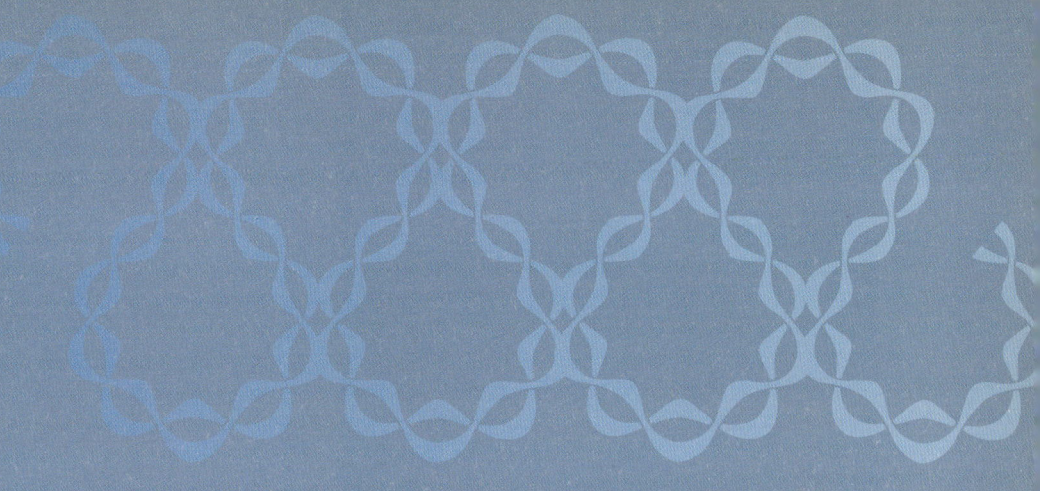

Part 3

관절염 줄기세포
치료 전에
알아야 할 것

관절염의 종류와 치료 방법

　　　　　　관절염이란 다양한 원인으로 인해 관절조직은 물론이고 신체의 다른 구조물, 즉 근육, 인대, 힘줄, 뼈 등에 통증과 종창, 강직 등을 일으키고 관절을 파괴하는 여러 가지 질환을 두루 일컫는다.

　　뼈는 신생아일 때 450개 정도이다가 성인이 되면 206개로 그 형태를 완성한다. 완성된 뼈들은 우리의 움직임에 따라 조화와 균형을 이룬다. 이러한 조화와 균형을 이루어내는 것이 바로 관절이다.

　　흔히 관절을 뼈로 생각하는 경우가 있는데, 관절은 뼈가 아니며 뼈와 뼈 사이의 연결고리와 같은 구조물로 뼈의 움직임을 원활하게 해준다. 관절은 크게 연골(물렁뼈), 활액낭, 점액낭, 근육, 힘줄, 인대의 여섯 부분으로 나누어진다.

연골은 뼈와 뼈 사이의 대퇴골과 경골을 각각 3~4mm 정도 두께로 감싸고 있으며 마찰을 줄여준다. 힘줄과 인대는 근육과 뼈, 뼈와 뼈를 연결해준다. 근육은 수축과 이완을 통해 뼈를 움직이는 강한 탄성조직이며, 활액낭과 점액낭은 윤활유와 같은 역할을 한다. 이처럼 탁월한 관절 구조 덕분에 우리는 몸을 굽혔다 펴고 회전하는 등 자유롭게 움직일 수 있는 것이다.

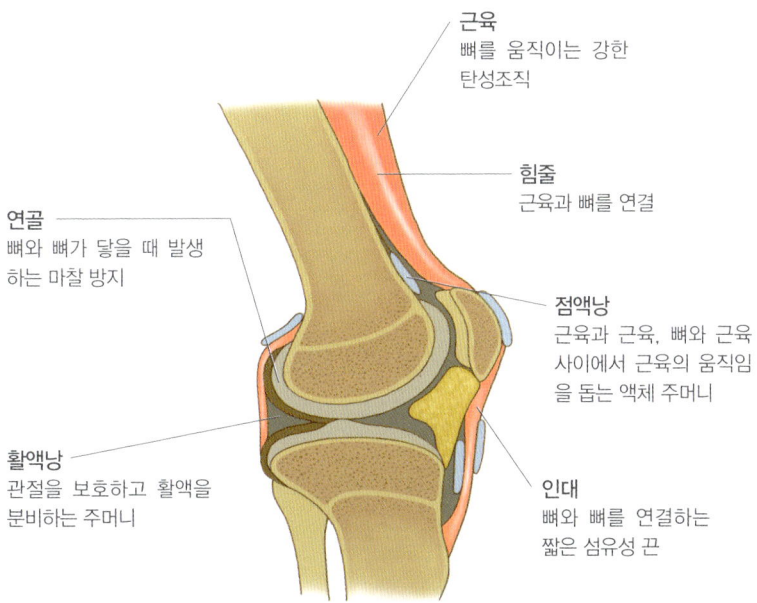

관절의 구조

관절을 구성하고 있는 조직 가운데 연골은 단단하면서도 탄력이 있고 질기며 뼈와 뼈를 감싸고 있어 뼈가 직접 닿지 않도록 막아주는 완충 작용을 한다. 뼈와 뼈 사이에서 탄력 좋은 쿠션 역할을 하는 것인데, 관절의 말단부뿐만 아니라 코나 귀 등 많은 부위에 있다. 연골은 뼈임에는 틀림없지만 실제 뼈와는 다르게 칼슘 성분이 없다. 게다가 혈액을 통해 산소와 영양분을 공급받는 다른 조직과 달리 활액막 세포에서 공급되는 관절액을 스펀지처럼 빨아들여서 사용한다. 혈액이 공급되지 않고 신경세포가 존재하지 않으므로 손상되거나 닳게 되면 스스로 재생하거나 회복되지 않는다. 때문에 연골이 손상되었을 때 방치해두면 손상 범위가 커지고 퇴행성관절염으로 진행되기 쉽다. 연골은 노화로 인해 손상되기도 하지만 과도한 충격이나 회전으로 인해 손상되는 것이 일반적이다. 따라서 관절 질환은 노인의 전유물이라는 생각은 버려야 한다.

관절을 파괴하는 가장 큰 원인은 퇴행성 변화와 염증이다. 노화에 따른 퇴행성 변화로 인해 일어나는 것이 퇴행성관절염이다. 염증 현상에 의한 관절염은 급성과 만성으로 나뉜다. 급성관절염 중 대표적인 것이 통풍성관절염이고, 만성관절염 중 대표적인 것이 류마티스성관절염이다.

퇴행성관절염, 삶의 질을 떨어뜨리는 병

퇴행성관절염은 중년 및 노년기에서 흔하게 걸리는 질환 중 하나다. 심각한 통증이 있을 뿐 아니라 삶의 질도 떨어진다. 퇴행성관절염은 무릎·어깨·발목관절처럼 체중이 많이 실리거나 손가락관절처럼 사용 빈도가 높은 관절에서 발생한다. 관절면의 가장 바깥쪽에 있는 연골은 반복되는 활동으로 인해 닳아서 손상되고 얇아지며 연골 주변의 뼈가 퇴행성 변화를 일으킨다.

이 질환은 어느 날 갑자기 찾아오는 것이 아니다. 연골에는 신경세포가 존재하지 않기 때문에 손상이 일어나도 통증을 느끼지 못한다. 그렇게 자신도 모르게 병은 서서히 점진적으로 진행되다가 급기야 주저앉을 정도가 되어서야 병에 대해 인식하게 되는 경우가 많으므로 무엇보다 정기적인 검사가 필요하다. 설사 어느 정도 치유했다 해도 재발을 막기 위해서는 꾸준히 관리해야 한다.

퇴행성관절염의 원인은 노화, 비만, 관절의 외상, 주위 뼈 질환, 근육 약화, 관절 신경 손상 등이다. 무릎은 구조나 신체 위치로 볼 때 가장 쉽게 손상받을 수 있는 관절이다. 반월상연골판을 20~30% 정도 절제하면 무릎연골에 가하는 무게가 3.5배 증가하는 것이 동물실험으로 밝혀지기도 했다. 비만 역시 무릎관절을 위협하는데, 체중이 5kg 늘면 무릎이 느끼는 무게는 3배 증가한

15kg이다.

우리나라는 퇴행성무릎관절염 환자가 많다. 미국의 경우 45~65세 인구 중 퇴행성관절염 환자가 30% 정도인데, 우리나라는 55세 이상 인구의 약 80%가 퇴행성관절염이 있으며 75세 이상은 거의 대부분이 이 질환을 가지고 있는 것으로 알려져 있다.

퇴행성관절염은 삶의 질을 현격히 떨어뜨린다. 2005년 국민건강영양조사에 따르면 관절염은 전체 활동 제한 원인의 25.2%를 차지했는데, 이는 2위인 뇌졸중(8.5%), 3위인 등과 목의 문제(8.1%)에 비해 3배 가까이 높은 수치다. 특히 65~74세 노인의 활동 제한 원인은 29.8%로 9.9%인 미국보다 무려 3배나 높다.

퇴행성관절염, 특히 무릎관절염이 우리나라에 유난히 많은 이유는 오랫동안 쪼그려 앉는 좌식 생활 습관으로 무릎이 혹사당하기 때문이다. 특히 퇴행성관절염은 여성이 남성보다 약 3배 정도 많이

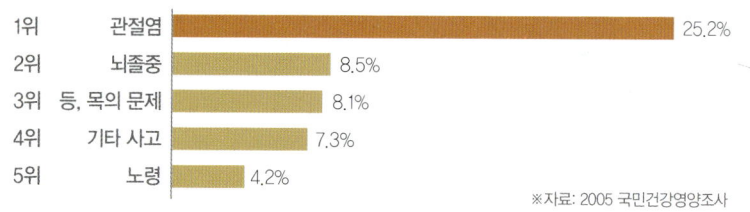

성인 활동 제한 원인

걸리는데 이는 여성이 손빨래, 물걸레질, 식사 준비 등 오랫동안 좌식 노동에 노출되는 경우가 많아서이다.

퇴행성관절염의 초기 증상은 아침에 일어나서 막 움직이기 시작했을 때 주로 무릎이 뻣뻣함을 느끼는 강직 현상이다. 이 증상은 4~5분 정도 진행되다가 낮에는 아무렇지도 않게 되는 경우가 많기 때문에 그냥 지나치기 쉽다. 그러다가 관절 사용이 증가할수록 주요 증상인 관절 통증이 점점 심해지고 관절 주변은 두꺼워져서 부은 듯 보인다.

여성은 폐경 후, 남성은 65세 이후에 오랫동안 앉았다가 일어설 때, 오랫동안 서 있거나 걸을 때, 계단을 올라가거나 내려갈 때, 쪼그려 앉을 때, 그리고 저녁이나 잠자기 전에 통증이 있거나 더 심해지는 증상이 2주 이상 지속된다면 퇴행성관절염을 의심해보고 병원 검진을 받도록 한다. 관절 통증이 심해져 관절면이 변형되면 안짱다리가 된다.

무릎 퇴행성관절염 환자의 X-ray를 확인해보면, 뼈와 뼈 사이의 연골이 닳아서 간격이 좁아지고 연골 바로 밑의 뼈는 많은 힘을 받아서 단단해져 하얗게 보인다. 중기에는 닳은 연골면이 너덜너덜해지거나 뼈끝이 뾰족하게 자란다.

최근까지도 이미 변형된 관절에 대한 근본적인 치료 방법은 없었으나 성체줄기세포 치료법이 새로운 대안으로 떠오르고 있다.

즉, 손상된 연골을 복원시키는 세포 차원의 치료를 성체줄기세포를 이용해 할 수 있다.

근본적인 치료가 힘들다고 여겨지던 때의 퇴행성관절염 치료의 목표는 환자의 통증을 덜거나 해결해주는 데 있었다. 연골 손상이 경미하게 나타나는 초기에는 운동요법이나 약물요법으로도 호전되지만 중기 이후로는 물리치료와 함께 약물요법을 병행하는 등 적극적인 치료가 필요하다. 통증을 완화하는 진통제와 염증을 치료하는 비스테로이드 소염제 등이 주로 처방된다.

관절 자체를 갈아 끼우는 인공관절수술은 퇴행성관절염 치료의 마지막 선택이다. 수술 위험성, 합병증을 비롯해 인공관절수술이 수명을 다하는 15~20년 후의 재수술 등을 고려해야 하기 때문이다. 환자가 60세 이상의 고령에 다리가 휘청거리며 걷는 게 부자연스럽고 뼈가 맞부딪치는 소리가 들리면 인공관절수술을 고려한다.

류마티스성관절염, 대표적인 자가면역질환

건강한 몸에 바이러스나 세균 등의 외부 침입자가 침범해 들어오면 인체의 방어시스템인 면역계는 이 바이러스나 세균 등을 거부하거나 공격하기 위한 대항군, 즉 항체를 만들어낸다. 자가면역질환은 우리 몸의 면역체계에 이상이 생겨 자신의 정상 조직을 외부의 침입자로 오판하여 항체를 만들어 정상 조직을 공격하고 파괴하는 질환이다.

류마티스성관절염은 대표적인 자가면역질환이다. '흐른다'는 뜻의 그리스어 '류마(Rheuma)'에서 온 류마티스는 면역계 이상에서 오는 100여 가지 질환을 총칭한다. 병을 일으키는 나쁜 액체가 곳곳에 흘러들어서 통증을 일으킨다는 뜻이다. 바이러스 등 외부의 이물질을 공격해야 할 우리 면역세포가 면역체계의 이상으로 말미암아 신체 조직 일부를 외부의 침입자로 인식하여 공격하는 것이다. 면역세포의 공격으로 관절의 활막에 만성염증이 발생하는 류마티스성관절염은 만성관절염 중에서 퇴행성관절염 다음으로 흔한 질환이다. 활막이란 관절 사이를 부드럽게 유지하는 관절액을 분비하고 관절에서 생기는 노폐물을 흡수, 처분하는 얇은 막이다.

왜 자가면역질환에 의해 류마티스성관절염이 일어나는지 그 원인은 아직 밝혀지지 않았다. 다만 유전적 요인과 환경적 요인 등이 연관되어 병을 일으키는 것으로 추정된다. 30~40대의 젊은층에서 주로 생기며 여자의 경우 남자보다 3배 정도 더 많다. 그 이유는 아직 명확히 밝혀지지 않았지만 여성호르몬이나 임신과 출산 같은 여성만의 특수한 조건과 관련 있는 것으로 추정된다. 최근에 미국 브리검여성병원의 엘리자베스 칼슨(Elizabeth Wood Karlson) 박사는

24개월 수유한 여성의 경우 류마티스성관절염의 발병률이 50% 줄어든다는 연구 결과를 발표한 바 있다. 이는 여성호르몬 등이 류마티스성관절염과 관련 있다는 것을 어느 정도 증명해준다.

류마티스성관절염을 앓고 있는 환자들은 몸 이곳저곳의 통증을 호소한다. 그도 그럴 것이 류마티스성관절염은 보통 손목과 손가락, 팔꿈치, 어깨, 목, 턱, 엉덩이, 무릎, 발목, 발가락 등 전신의 관절에 증상을 일으키기 때문이다. 진단은 혈액검사나 방사선검사 등 환자의 증상과 임상 소견 등을 종합해 의사가 결정한다.

류마티스성관절염 초기는 아침에 관절이 뻣뻣하거나, 열이 나고 붓거나, 관절에 물이 차는 등의 증상이 있을 수 있는데, 미국 류마티스학회는 이 질환을 판정하는 7개의 기준 항목을 정해둔 바 있다.

첫째, 아침에 일어나면 손가락이 뻣뻣하고 주먹을 쥐기 힘든 증상이 한 시간 이상 계속된다. 둘째, 적어도 세 부위 이상의 관절염이 있다. 셋째, 손 관절의 관절염이 있다. 넷째, 한 군데가 아닌 여러 군데에서 발생하는 양측성관절염이 있다. 다섯째, 류마토이드 결절(무통성의 단단한 결절)이 있다. 여섯째, 혈액검사 상 류마토이드 인자가 발견된다. 일곱째, 방사선적 변화가 있다.

이런 증상이 6주 이상 지속되거나 7개 중 4개 이상의 증상이 있다면 류마티스성관절염을 의심해볼 수 있다. 이 질환은 전염된다는 증거는 없으나 가족력이 있어 한 가정에 여러 명의 환자가 발생하는 일이 있으며 증상의 호전과 악화가 반복되면서 병이 진행된다.

류마티스성관절염의 염증이 있는 시기를 활동기, 염증이 없는 시기를 비활동기라고 한다. 비활동기는 저절로 오기도 하고 치료를 통해 유도할 수도 있는데, 지속 시기는 수주에서 수년까지 다양해서 한번 병을 앓고 평생 비활동기가 지속되는 사람도 있다. 활동기가 되면 피로, 식욕부진, 미열, 근육통과 관절통, 수면 후 강직 등이 일어난다. 초기부터 적극적으로 치료하면 증상의 진행을 막아 일상생활이 가능하다. 만일 치료를 방치하면 관절뼈가 움직일 때 완충 작용을 하는 연골이 닳아 없어져 관절을 쓸 수 없는 지경에 이르게 될 수 있다.

관절에 통증이 있거나 전신 증상인 피로감이나 나른함이 있으면 안정을 취해야 하며 고열량 음식과 충분한 비타민을 섭취하는 것이 좋다. 냉온찜질과 물리치료는 증상의 경감을 돕고 병의 진행이나 합병증을 최대한 지연시켜준다.

류마티스성관절염에는 보통 스테로이드나 저용량 항암제처럼 염증이나 통증을 줄이는 약을 쓰는데 이 약들은 가격이 저렴하다는 장점이 있다. 하지만 부작용이 있으며 약효가 일정하지 않다는 단점이 있다. 게다가 원인은 해결하지 못한 채 증상만 줄이기 때문에 언제든지 재발할 수 있다. 최근에는 과도하게 활성화된 면역세포를 직접 죽이거나 면역세포의 활동을 조절하는 약이 개발되고 있으나 이 역시 인체의 전반적인 면역력을 저하시켜서 다른 질병의 원인이 될 수 있다는 우려가 남아 있다. 중증 류마티스성관절염의 경우 수술을 고려한다. 관절경을 이용한 수술요법과 인공관절 대치술 등이 있다. 이처럼 류마티스성관절염도 퇴행성관절염과 같이 근본적인 치료가 이루어지지 않았으나 최근 줄기세포 치료가 근본적인 치료의 가능성을 열어가고 있다.

통풍성관절염, 극심한 통증을 주는 요산의 공격

통풍성관절염은 인체의 대사이상으로 인해 혈액 안에 요산(음식을 섭취한 뒤 인체가 대사하고 남은 산물의 하나)이 지나치게 많아져서 생긴다. 결정체를 이룬 요산이 혈액의 조직 속에 붙어 있다가 관절이나 다른 조직에 쌓이게 되고 이렇게 쌓인 요산 결정이 관절을 싸고 있는 활막에 염증을 일으킨다. 이 병을 치료하지 않고 방치해두면 요산의 결정체가 덩어리를 이루어 피하조직을 파괴해 관절 손상을 불러온다. 관절의 이상 외에도 다양한 신장 질환을 일으킬 수 있다. 이 병은 통증의 강도가 심한 질환 가운데 하나다.

통풍은 술과 고기를 즐기는 40~50대가 전체 진료 환자의

48.2%로 절반가량을 차지한다. 이처럼 중년 남성에게 많이 발생하나 최근에는 식생활의 변화 등으로 20~30대도 발병한다. 대부분 한 번에 한 관절만 침범하는데, 엄지발가락, 무릎, 발목, 발등, 손, 손목, 팔꿈치 등 다양하다.

통풍성관절염은 어느 한 관절에 갑자기 통증이 생기면서 부어오르다가 일주일 정도 지나면 좋아지는 급성통풍성관절염, 급성통풍 발작 사이에 아무런 증상이 없는 시기, 치료를 받지 않고 수년이 지난 후 한 개 또는 여러 개의 관절에 나타나는 만성통풍의 세 단계로 나누어볼 수 있다. 통풍발작은 대부분 밤에 일어나기 때문에 한밤중에 관절의 통증 때문에 잠에서 깨어나는 경우가 많으며 관절이 벌겋게 부어오르고 극심한 통증을 느끼게 된다. 통풍성관절염은 한 번 발작이 일어난 후 다시 발작을 경험하지 않는 경우도 있고 반복적으로 급성발작이 일어나 관절이 망가지는 경우도 있다.

통풍성관절염은 원인이 잘 밝혀져 있지 않은데 고혈압, 비만, 고지혈증, 동맥경화증, 당뇨병 등과 함께 동반해서 오는 경우가 많으므로 조기에 이들 성인병을 적절히 관리한다면 충분히 치료할 수 있다. 비만이 되지 않도록 식이요법과 운동으로 정상 체중을 유지하는 것이 좋다. 고단백 위주의 식습관을 피하고 과음을 삼가며 요산 배설을 원활하게 하기 위해 물을 자주 마시는 것이 좋다. 단, 과도한 운동은 탈수를 유발하고 요산의 생성을 촉진해 오히려 해가 되니 자신에게 맞는 운동법을 찾아 꾸준히 운동하도록 한다. 통풍성관절염 초기에는 요산이 소변으로 배설되는 것을 촉진하는 약물요법과 식이요법이 진행되며 관절을 제대로 사용하지 못할 정도로 증상이 심할 경우에는 인공관절수술을 고려한다.

관절은 제때 치료하지 않으면 닳고 닳아 마침내 자신의 관절을 지킬 수 없는 지경에 이른다. 따라서 통증과 같이 이상 신호가 느껴진다면, 빠른 시일 내에 병원을 찾아 정확한 진단을 받도록 한다. 40대 이후부터는 정기적인 검사를 하는 것이 관절을 지키는 지름길이다.

감염성관절염과 외상성관절염

감염성관절염은 관절에서 뼈 사이에 활액이 차 있는 공간인 관절강 안쪽에 세균이 감염되어 일어나는 관절염이다. 세균 침입에 의한 관절염은 관절에 염증을 일으키고 파괴하기도 하지만 몸의 다른 부위로 퍼질 수 있으므로 응급치료가 필요한데 이때 세균을 없애기 위해 주로 항생제를 사용한다.

외상성관절염은 운동이나 사고 등으로 심한 관절 통증이 일어난 경우를 말한다. 외상에 의해 관절강에 염증이 생기면 가느다란 조직의 두께가 6mm 정도로 두꺼워진다. 그러면 염증세포들이 분비하는 효소가 관절을 파괴하여 심한 통증이 동반된다. 이런 염증이 깊어지면 관절염으로 악화된다.

관절염과 골다공증

골다공증은 뼈의 칼슘과 콜라겐이 감소하는 질환으로 말 그대로 뼈에 구멍이 생기고 약해져서 부러지기 쉽게 된다. 세계보건기구(WHO)에서 정의한 골다공증은 건강한 젊은이의 골밀도에 비해 25%가 모자란 경우다. 골다공증의 원인은 다양해서 노화에 따른 노인성골다공증을 비롯해 갑상선기능항진증, 부갑상선기능항진증, 만성신부전증, 스테로이드·혈전 용해제 등의 만성복용 등이 위험 인자로 작용한다.

성인 남성의 경우 체내에 약 1,000g, 성인 여성의 경우는 약 700~800g의 칼슘이 들어 있으며 이 칼슘의 99%는 뼈에 저장된다. 일반적으로 칼슘의 양은 30대까지 증가하여 최고치에 이르렀다가 그 이후로 점차 감소한다. 특히 폐경기 이후 여성은 뼈의 강도를 유지해주는 여성호르몬의 생산이 중지되면서 골다공증에 걸릴 확률이 높아지며 50대 이후 여성의 두 명 중 한 명꼴로 골다공증이 발병한다. 때문에 여성이 남성보다 6배가량 더 많이 골다공증에 걸린다.

골다공증이 생기면 뼈가 약해지고 골절이 쉽게 일어난다. 사실 골다공증은 관절염과 직접적인 관계는 없다. 하지만 관절염 환자에게 골다공증은 쉽게 발생할 수 있는 질환이며 실제로 많은 관절염 환자들이 골다공증을 앓고 있다.

뼈는 뼈를 생성하는 조골세포와 낡은 뼈를 녹여 흡수하는 파골세포의 작용으로 2년마다 새롭게 만들어진다. 관절염이 생기면 관절 안으로 여러 염증물질들이 분비된다. 이때 염증물질들은 뼈를 만드는 조골세포의 기능을 억제하여 생성되는 골세포가 파괴되는 골세포보다 적어지게 되어 골다공증이 생긴다. 게다가 관절염 치료제인 스테로이드제는 골다공증을 가속화시킬 수 있다.

뼈는 운동을 통한 적절한 압력과 자극으로 그 형성이 활발해지고 그렇지 않으면 가늘고 약해진다. 무중력상태에서 오랫동안 지내다 온 우주비행사들의 뼈가 몹시 약해지는 것에서 알 수 있듯이 운동량이 부족하면 뼈는 약해지게 된다. 관절염이 생기면 움직일 때마다 통증이 느껴지므로 움직임이 줄어들게 되어 골다공증을 악화시킬 수 있다. 또한 관절염으로 인해 생기는 염증물질이 염증 부위의 혈류량을 증가시키며 주위의 뼈로부터 칼슘과 단백질을 빼앗아 골다공증이 된다.

관절염 치료를 차일피일 미루다가는 설상가상으로 골다공증을 악화시킬 수 있으므로 주의해야 한다. 꾸준한 운동은 관절염은 물론, 골다공증의 예방과 치료에도 큰 도움이 된다. 운동은 조골세포를 자극하여 뼈의 형성을 도와주고 파골세포의 기능을 억제하여 뼈의 소실을 막아주기 때문이다. 운동은 실내운동보다 햇볕을 받을 수 있는 야외운동이 좋다. 햇볕을 받으면 피부를 통해 비타민 D가 합성되는데 비타민 D는 우리 몸의 면역력과 골밀도를 높여준다.

관절염을 둘러싼
오해와 진실

관절염은 한번 걸리면 잘 낫지 않는 병이고 통증이 만만치 않기 때문에 관절염으로 진단을 받으면 지레 겁부터 먹는 환자들이 많다. 그래서인지 유독 뜬소문이 많은 병이기도 하다. 그동안 우리가 잘못 알고 있는 관절염에 대해 다시 한 번 짚어 보자.

관절염은 불치병이다?

관절염이라는 말 앞에는 '지긋지긋한'이라는 형용사가 따라붙는다.

그만큼 관절염은 잘 낫지 않기 때문이다. 그렇다고 마치 관절염을 한번 걸리면 벗어날 수 없는 불치병처럼 생각하면 안 된다. 초기의 관절염은 적절한 치료를 받으면 완치되기도 한다. 어느 정도 진행되었다 하더라도 그 원인을 잘 파악해서 적극적으로 꾸준히 치료를 받으면 증상이 확실히 개선될 수 있다. 대부분 장기간의 치료와 관리가 필요하기 때문에 마음이 약해진 환자들은 관절염을 낫지 않는 병으로 생각하여 치료를 게을리 하는 경우가 종종 있다.

어느 병이나 마찬가지지만 특히 관절염은 고혈압이나 당뇨병처럼 꾸준한 관리와 치료가 필요한 질환이다. 그런데도 적절한 치료를 받지 않고 방치해둔다면 뼈에 변형이 오거나 전신 혹은 신체 일부에 장애를 초래하는 등의 부작용이 생길 수 있다는 점을 명심해야 한다.

70대 환자가 나에게 했던 말은 환자의 마음자세가 얼마나 중요한지 다시 한 번 일깨워준다. 그 환자는 "어제 세상을 떠난 사람도 가엾다!"라고 말했다. 병과 친구가 되어 살다 보면 좋은 약들이 나와 치료 효과가 점점 높아지기 때문이다. 그는 요즘 먹고 있는 항류마티스약이 참 좋다며 환한 웃음을 지었다.

이 말처럼 최근에는 새로운 치료약과 수술 기법이 많이 개발되어 관절염의 치료 효과가 더욱 높아지고 있다. 줄기세포 치료제가 그 좋은 예라고 할 수 있다. 보이는 질환보다 보이지 않는 마음의

병이 불치병을 만든다. 환자는 근육을 단련시키듯이 긍정적인 마음을 가지고 희망을 잃지 않는 자세를 키워가야 한다.

관절염은 유전된다?

관절염은 다양한 원인에서 유래한다. 때문에 반드시 유전된다고 단정할 수는 없다. 퇴행성관절염의 경우 노화와 비만이 가장 큰 원인이다. 하지만 류마티스성관절염이나 통풍성관절염은 다른 관절염에 비해 유전성이 있다. 관절염은 일부 환자에서 가족력과 관계가 있는 것으로 나타나기도 하지만 유전적 요인 때문에 증상이 나타나는 경우는 전체 환자의 20~30% 정도에 불과하므로 유전성은 크지 않다고 보는 것이 정확하다.

   최근 들어 30~40대에 증상이 나타나는 경우가 늘어나고 있고 심지어는 20대 젊은층에서 증상을 호소하는 사례도 있으므로 유전이라기보다는 생활 습관이나 주위 환경에 의해 영향을 받는다고 할 수 있다. 관절을 지지하는 근육과 인대를 약화시키는 운동 부족, 강도 높은 익스트림 스포츠를 즐기면서 오는 스포츠 관절 손상 등이 있다.

염증과 통증은 무조건 나쁜 것이다?

후끈후끈 열이 나고 쑤시는 염증과 다양한 증상을 보이는 통증은 관절에 문제가 생겼거나 병이 진행되고 있음을 나타내는 신호일 뿐이다. 병이 나쁜 것이지 덩달아 그 신호를 나쁜 것이라고 생각하면 곤란하다. 오히려 이런 염증과 통증 덕분에 이상을 감지하고 병원을 찾아 치료를 받을 수 있으니 다행으로 여겨야 할 것이다.

우리 몸에 어떤 손상이 일어나면 혈관과 적혈구, 백혈구, 혈소판 등 혈구세포가 염증을 일으켜 손상 요인을 제거하고 조직의 재생을 준비시킨다. 이런 염증 반응이 일어나지 않는다면 우리 몸은 제때에 방어할 수 없을지도 모른다. 다만 염증은 손상 부위에 해를 끼칠 수 있다. 예를 들어 류마티스성관절염으로 염증 반응이 일어나면 염증 그 자체가 해당 관절을 파괴한다. 특히 관절염이 있는 관절에 염증이 오래 지속되면 결국 관절이 파괴되어 영구적인 장애가 되기도 한다. 따라서 염증이 나타나면 소염제를 투여하는 등 적극적인 조치를 취해야 한다.

관절에 염증 반응과 함께 통증을 느낀다면 빨리 의사를 찾아가도록 한다. 관절염뿐만 아니라 모든 병은 초기에 발견하면 완치를 기대할 수 있고 치료 경과도 좋다. '낫겠거니' 하는 막연한 생각과 통증에 대한 과도한 두려움으로 치료를 차일피일 미룬다면 병을 키우기 십상이다. 꾹꾹 참는 것만이 능사가 아니다. "인내는 쓰다. 그러나 그 열매는 달다"는 말은 병을 치료하는 데는 전혀 맞지 않는다.

관절주사를 자주 맞으면 오히려 해롭다?

흔히 뼈주사라고 불리는 관절주사는 관절염증이 재발하는 경우에 사용되는 치료법이다. 스테로이드 호르몬제 등의 약물을 관절 내에 주사하여 일시적으로 증상이 완화되는 효과를 얻을 수 있다. 통증 완화의 효과는 매우 높지만 골 괴사 등의 부작용이 크므로 주의해야 한다.

관절주사는 관절 내의 염증을 가라앉히기 위해 사용되지만 시간이 흐르면 자연스럽게 림프관을 통해 혈액 내로 약이 흡수되므로 전신에 영향을 미칠 수 있다. 따라서 호르몬제 주사를 반복해서 사용하는 것은 관절 주위 조직뿐만 아니라 다른 조직에도 해로울 수 있다.

하지만 혈관으로 흡수되기보다는 관절에 더 오래 머무르는 약제를 사용하여 1년에 3, 4회 이내로 사용한다면 염증을 줄이는 것은 물론이고 관절의 변형도 예방되고 증상 완화에도 상당한 도움이 된다. 전문의의 판단 아래 적절히 투여한다면 좋은 치료 방법이 될 수 있지만 올바른 지식 없이 남용한다면 적절한 치료 시기를 놓치거나 부작용이 발생할 수 있으므로 주의한다. 최근에는 호르몬관절주사의 부작용을 예방할 수 있는 주사제도 개발되고 있다.

관절염약은 복용하기 시작하면 끊을 수 없다?

환자들을 만나다 보면 약에 대한 그들의 인식이 극과 극에 있는 경우를 종종 보게 된다. 어떤 환자들은 약을 너무 맹신한 나머지 좀 더 많이, 강하게 처방해달라고 하기도 하고 의학적으로 검증되지 않은 방법에 몰두하기도 한다.

제때 약을 복용하지 않거나 아예 복용하지 않고 집에 약을 쌓아두는 환자들도 있다. 이런 환자들은 관절염약을 먹기 시작하면 끊지 못한다는 두려움을 가지고 있다. 이들처럼 관절염약은 대부분 진통제이기 때문에 오래 먹으면 중독된다는 편견이 많다. 퇴행성관절염의 경우 일반적으로 염증을 다스리는 소염제나 관절이 부드럽게 움직일 수 있도록 해주는 약 등 여러 가지 약을 사용한다.

이와 같이 여러 종류의 약을 계속 먹으면 내성이 생기고 끊을 수 없다고 생각할 수도 있다. 하지만 이들 약에는 의존성이 없다. 다만 먹지 않으면 통증이 완화되지 않기 때문에 계속 복용하게 되는데,

이것을 의존성으로 착각하는 것일 뿐이다. 약을 끊는다고 금단증상이 생기거나 오래 복용한다고 해서 양이 늘거나 하지 않으므로 걱정할 필요 없다.

또한 관절염약은 한번 먹으면 평생 먹어야 한다고 생각하는데, 약에 대한 치료 반응이나 시기는 사람마다 다르기 때문에 평생 먹어야 한다는 생각도 잘못된 것이다. 통증이 나타난 날로부터 약물요법을 시작하여 1~2개월 내에 증상이 좋아지는 경우도 많다.

만성화되는 관절염의 특성상 대개는 여러 해에 걸쳐 치료를 해야 한다. 무엇보다 관절을 보호하고 근육을 단련시키려는 환자 본인의 노력이 매우 중요하다. 환자의 노력과 약물의 반응 정도에 따라 치료 기간은 얼마든지 줄어들 수 있다.

관절염약을 먹으면 살이 찌고 뼈가 약해진다?

약은 분명히 병을 낫게 하기 위해 사용하는 것이다. 또한 하나의 약이 병의 치료에 쓰이기 전까지 수많은 실험과 임상 테스트를 거쳐 효과와 안전성을 검증받는다. 문제는 약이 효과가 있다고 지나치게 많이 복용하거나 의사의 처방 없이 함부로 복용하는 것이다. 이와 같은 과용 및 오용으로 인한 부작용은 어느 약물이나 예외가 없다.

관절염 치료에 제한적으로 쓰이는 스테로이드제 역시 마찬가지다. 스테로이드는 과량 사용하면 금세 놀라운 효과를 보인다. 그러나 잠시 동안의 효과일 뿐 그 부작용이 만만치 않다. 그런데도 그동안 스테로이드 제제는 약국에서 자유롭게 구입할 수 있었으며 심지어 민간처방에도 포함되는 경우가 종종 있었기 때문에 부작용이 더 심하게 나타날 수밖에 없었다. 스테로이드제를 사용하면 안 되는 관절 질환에 사용하거나 많은 양을 오랫동안 사용하면 살이 찌는 등의 부작용이 생길 수 있다. 그러므로 환자는 담당의사와 상의하여 반드시 필요한 약인지 확인해야 한다. 섣부른 자가진단만으로 약을 복용하는 것은 절대 금물이다.

관절염약을 먹으면 뼈가 약해진다고 믿는 환자들도 많다. 이 역시 명백한 오해다. 관절염약 때문이 아니라 호르몬제를 남용했을 때 뼈가 약해질 수도 있는 것이다. 관절염약을 장기간 복용해서 골다공증 등의 합병증을 야기하는 경우는 부신피질호르몬제뿐이며 이 성분이 함유된 약제는 퇴행성관절염 환자에게 장기간 사용하지 않는다. 그러나 우려가 되는 점은 아직도 민간요법 등에서 부신피질호르몬제가 과다하게 사용되고 있다는 사실이다.

약은 과학이지 마술이 아니다. 관절염 환자뿐만 아니라 모든 병을 치료할 때는 전문 의료기관에서 정확하게 진단받고 치료하는 것이 병을 다스리는 최선의 길이라는 점을 잊지 말자.

관절염 환자에게 운동은 금물이다?

관절염 환자도 운동을 해야 한다. 물론 관절염이 상당히 진행되었을 때는 걸으면 통증이 심해 운동하기가 어렵다. 이때는 통증을 가라앉히는 적극적인 치료를 하면서 재활치료 및 정형외과 전문의의 도움을 받아 조금씩 운동을 시작하도록 한다. 무리를 주지 않는 선에서 하는 지속적인 운동은 관절염의 증상을 완화시키는 데 필수적이기 때문이다. 운동을 해야 관절 주위의 뼈와 인대가 튼튼해지고 관절의 유연성을 유지할 수 있다.

관절염 환자는 비교적 관절의 뻣뻣함이 적은 늦은 아침이나 이른 낮에 운동하는 것이 좋다. 체중이 실리지 않는 수영, 가벼운 걷기, 고정식 자전거 타기가 좋다. 운동 전 스트레칭으로 굳은 관절을 풀어준 후 운동을 시작한다.

등산, 마라톤처럼 몸에 무리를 주는 강도가 센 운동은 금물이다. 특히 등산 시 하산할 때는 무릎관절에 체중의 3~5배의 무게가 실리므로 관절염 증상이 있다면 등산을 하지 않는 것이 좋다.

관절염에는 금기 음식이 있다?

병에 걸리면 여기저기서 정보통들이 나타난다. 그들은 이것은 먹어라 그것은 먹지 마라 하는 식의 음식 이야기를 빼놓지 않고 한다. 특별한 음식을 먹어서 나았다는 사람도 있고, 돼지껍질이나 닭발의 물렁뼈는 퇴행성관절염에 좋고, 쇠고기·돼지고기와 같은 붉은 살 육류의 지방은 관절염을 악화시킨다는 등 다양한 이야기들을 한다. 하지만 이 역시 오해일 뿐이다. 이런 말을 따를수록 관절염 치료의 길은 멀어진다.

관절염 환자가 지켜야 할 영양 섭취의 원칙은 모든 음식을 골고루 섭취하여 영양 균형을 유지하는 것이다. 무엇을 먹고 먹지 말라는 처방은 오히려 영양의 불균형을 초래할 수 있다. 다만 과음과 과식을 피하고 인스턴트 음식보다는 신선한 재료를 사용해 영양분이 충분한 음식을 섭취하는 것이 좋다.

관절염 줄기세포
치료에 대한 궁금증

최근 줄기세포로 관절염을 치료하는 방법이 각광받고 있으나 아직 많이 알려지지는 않았다. 그렇기에 줄기세포 치료법에 대해 생소하게 느끼거나 자신에게 맞는 치료법이 무엇인지 정확하게 파악하지 못하고 있는 환자들도 많다. 줄기세포 관절염 치료법에 대해 환자들이 궁금해 하는 점들을 모았다.

줄기세포 치료는 어떤 점이 좋은가?

무릎관절 사이에서 완충 작용을 하는 연골은 쓰는 만큼 닳는 조직이다. 상처가 나면 피딱지가 앉고 새살이 돋는 피부조직과 달리, 스스로 치유 및 재생되지 않아서 한번 손상되면 원래 상태로 복구되지 않는다. 때문에 대부분의 퇴행성관절염 환자들이 인공관절수술을 받았다. 연골이 많이 손상된 관절염 환자는 관절을 제거하고 인공관절을 이식해야 한다. 인공관절수술은 관절염으로 O(오)자형 다리가 되었거나 통증 때문에 걷는 것마저 힘들 때 받는데, 그 수명은 15년 정도다. 또한 큰 수술이어서 환자의 부담이 큰 편이다.

하지만 의료기술 발달로 손상된 조직을 복원시키는 능력을 가진 성체줄기세포를 이용해 손상된 연골의 '치유'와 '재생'이 가능해졌다. 지금까지 대부분의 관절염 환자들은 근본적인 치료가 아닌 통증을 다스리거나 진행 속도를 늦추는 치료를 받다가 마지막에 인공관절수술을 받았다.

아직까지는 퇴행성관절염의 마지막 치료 방법은 인공관절수술이다. 하지만 줄기세포 치료 방법이 더 발전한다면 연골 재생 효과를 통해 노년에도 수술 없이 평생 자기 연골로 살 수 있는 날이 올 것이다.

기존의 치료법과 줄기세포 치료법의 차이는?

퇴행성관절염 치료에는 연골 손상 범위가 작은 경우(1~4cm^2) 무릎에서 직접 연골을 재생(미세천공술)시키거나, 건강한 연골을 이식(자가골연골이식술·자가연골세포배양이식술)하는 방식이 사용되었으며 연골이 거의 없거나 환자가 65세 이상 고령자일 경우에는 인공관절 수술이 최후의 대안이었다.

연골을 직접 재생하거나 이식하는 방법은 본래의 연골보다 내구성이 60% 수준으로 크게 낮아 효율적이지 못했다. 중기 이후의 관절염이지만, 비교적 젊거나 연골이 절반 정도 남아 있는 고령 환자는 치료가 애매했던 게 사실이다.

줄기세포 치료는 이러한 문제점을 보완할 뿐 아니라 재생되는 연골 자체가 자연 연골에 가까워 환자의 삶의 질을 크게 높이고 있다. 특히 자가줄기세포를 사용한 연골 치료는 인공관절 대신 자신의 지방이나 골수에서 유래한 줄기세포를 사용하므로 면역 거부 반응에 대한 걱정이 없고 시술 후 회복이 빠르다는 장점이 있다. 기존 관절수술은 10cm 내외로 절개를 하기 때문에 2~3주 정도 입원해야 한다.

상용화된 퇴행성관절염 줄기세포 치료법은?

제대혈에서 분류한 성체줄기세포나 본인의 지방이나 골수에서 분류한 성체줄기세포를 이용해 환자 상태에 맞춘 연골재생치료법이 상용화되었다. 이들 성체줄기세포를 이용한 퇴행성관절염 치료법은 크게 두 가지로 나눌 수 있다. 관절 내에 줄기세포를 투여하는 치료법, 줄기세포 치료제를 주입하는 수술법이다.

관절 내에 줄기세포를 투여하는 치료법

관절 안으로 직접 줄기세포를 투여하는 치료법이다. 줄기세포가 손상된 연골에 직접 작용해서 손상된 연골이 효율적으로 재생되도록 유도하는 방법이며 염증 및 통증을 억제하는 효과도 있다.

줄기세포 치료제를 주입하는 수술법

절개를 통해 손상된 관절 부위에 줄기세포 치료제를 주입하여 연골의 재생을 도모하는 수술법이다.

연골 손상 범위가 작다면 줄기세포를 투여할 때 주사기만으로 시술하며 일반적으로 관절내시경을 이용한다. 위장 질환을 검진하거나 치료할 때 위내시경을 하는 것과 마찬가지로 관절내시경은

4mm의 가느다란 관 속에 초소형 비디오카메라와 수술 기구 등을 장착하여 관절을 정확하게 보면서 진단하고 치료하는 첨단 치료 기법이다.

관절내시경시술은 대부분의 관절염 환자 수술에 적용되는데, 미국이나 유럽 등에서는 정형외과수술의 1/3, 무릎관절수술의 95%를 관절내시경을 이용하여 시행하고 있다. 관절내시경은 시술은 물론 검사나 예후 판단 등을 원하는 환자에게도 사용되는데 그 정확도가 아주 높다. MRI(자기공명영상)가 90% 수준인데 비해 관절내시경은 99% 정도까지 가능하다. 앞으로도 이 시술은 더욱 늘어날 것으로 보인다.

관절내시경치료는 절개 부위가 작아 상처가 거의 없고 흉터가 빨리 아물며 수술 시간이 짧아 회복이 빠르다. 진단과 동시에 치료가 필요한 경우 바로 시행할 수 있어서 관절 질환의 조기 진단 및 치료에 활발하게 사용되고 있다. 일반적으로 관절내시경시술은 20여 분 정도로 짧아 회복 시간에 대한 부담이 없어 일상으로 빠르게 복귀할 수 있다.

동종 제대혈유래 성체줄기세포 치료제란?

다른 사람의 제대혈에서 연골조직으로 분화되는 중간엽성체줄기세포를 채취해서 만든 연골손상 치료제다. 일반 주사처럼 유리 용기로 만들어진다. 손상된 연골의 환경이 동종 제대혈유래 중간엽성체줄기세포를 자극하며 이때 분비되는 단백질은 연골 분화 촉진, 염증 완화, 연골 기질 분해, 단백질 활동 억제 등의 복합적인 작용을 하여 손상된 연골을 재생시킨다.

동종 제대혈유래 성체줄기세포 수술 방법은 마취 후 관절강 절개를 통해 관절연골이 결손된 부위를 노출시킨 후 일정한 간격으로 미세 구멍을 내어 혼합된 치료제로 채우고 주변 부위에 펴 바른다. 1회 치료로도 효과가 있으며 연골 손상 면적 9cm^2 정도까지 치료가 가능해 연골이 많은 환자도 수술받을 수 있다. 수술 시간은 30~60분 정도로 2~3일 입원하면 된다.

연골 손상 · 결손 환자뿐 아니라 퇴행성관절염 중기 이상의 환자까지 정형외과적 수술이 가능한 모든 성인이 받을 수 있다. 정형외과 수술이 불가능한 고령자도 일정한 치료 효과를 기대할 수 있다.

동종 제대혈유래 성체줄기세포 치료제는 2008년 7월부터 2011년 1월까지 임상 시험 1~3상을 거치는 동안 부작용이나 이상 반응이 없었으며 2011년 1월 식약청 허가를 받아 일반 의약품처럼 대량 생산이 가능해졌다. 또한 태아의 제대혈에서 유래한 성체줄기세포이기 때문에 노화에 따른 성체줄기세포의 결함도 없으며, 환자의 자가줄기세포가 아닌 타가줄기세포로 만들기 때문에 일정한 품질과 치료 효과를 기대할 수 있다.

자가골수줄기세포 연골재생술이란?

환자 자신의 골수에서 추출한 분화 전 단계인 중배엽성체줄기세포를 연골이 결손된 부위에 주입함으로써 연골 재생과 통증 완화를 도모하는 치료법이다.

먼저 환자의 엉덩이뼈 등에서 골수를 채취한 다음 원심분리기로 골수혈액을 농축·분리해서 줄기세포, 성장인자, 단핵세포를 수집한다. 이를 환자의 연골 결손 부위에 다시 주입하면 모든 치료가 끝난다. 보통 관절내시경을 이용해 주입하지만 연골 손상 범위가 $2cm^2$ 이하로 작을 때는 주사기만 이용하여 시술하기도 한다. 자가골수줄기세포 연골재생술은 관절내시경으로도 시술이 가능하기 때문에 비교적 간편하다.

이 치료술의 적용 대상은 외상이나 노화로 인해 연골이 손상된 15~50세로 치료의 대상이 폭넓다. 등산, 축구, 스키, 마라톤 같은 격렬한 운동이나 교통사고로 인한 외상 등으로 무릎연골이 결손되었거나 외부 충격 등으로 인해 젊은 나이에 연골이 급격히 손상된 환자를 치료해 퇴행성관절염으로 발전하지 않도록 예방할 수 있다.

이 치료법은 연골 손상 크기가 $2cm^2$에서 최대 $10cm^2$ 사이일 때 효과가 있다. 기존 연골재생술이 $1~4cm^2$ 정도의 연골 손상만 치료할 수 있었던 것에 비해 더 광범위한 연골 손상을 치료할 수 있다. 수술 후 6주 정도 지나면 일상생활이 가능하다.

자가골수줄기세포 연골재생술의 성공률은 70~80% 수준이며, 주변 연골과 유합 정도가 76~80%로 연골 재생 효과가 있는 것으로 평가되었다. 보건의료연구원에서 실시한 안전성·유효성 평가 결과에서도 주요한 시술 관련 합병증과 부작용이 관찰되지 않았다.

자가지방줄기세포 연골재생술이란?

무릎·배·엉덩이 등의 지방에서 중간엽줄기세포를 추출해 손상된 연골에 주입하는 치료법이다.

자가지방줄기세포 연골재생술은 환자의 몸에서 빼낸 지방에서 줄기세포만을 뽑아 3cc의 PRP(Platelet Rich Plasma, 자가혈소판풍부혈장)와 함께 주사기로 병변 부위에 넣는 방식이다. PRP는 줄기세포의 분화를 돕는다.

지방 세포수의 10~20%는 연골로 분화하는 능력을 가진 줄기세포다. 따라서 한꺼번에 많은 양의 줄기세포를 얻을 수 있는 장점이 있다. 때문에 자가지방줄기세포 연골재생술의 치료 대상은 폭넓으며 고령의 퇴행성관절염 환자에게 시술해도 좋은 결과를 기대할 수 있다.

강남 연세사랑병원 내 세포치료연구소에서 이 치료법의 효과를 직접 확인한 바 있다. 퇴행성관절염 환자 25명에게 지방에서 추출한 줄기세포를 투여한 결과, 환자의 통증 지수는 시술 전보다 평균 절반 이상 감소했고, 무릎의 기능과 활동 지수는 각각 65%, 84%씩 향상되었다. 아울러 MRI 촬영에서도 연골 재생이 확인되었다. 강남 연세사랑병원은 이 같은 연구 결과를 국내 최초로 논문으로 엮어 2012년 5월 캐나다 몬트리올에서 열린 국제연골재생학회에서 발표했다. 이 논문은 2012년 12월, 중국 광저우 줄기세포국제심포지움에 소개되었다. 또한 2013년 3월, 미국 정형외과학회에서 논문을 발표했다.

병원,
이것만은 꼭 미리 알고 가자

어떤 병이든 병원을 선택하는 것은 아주 중요하다. 위치, 평판 등 외적 요소부터 시설, 의사 등 내적 요소까지, 병원을 선택할 때는 정확한 정보를 미리 파악하는 것이 좋다. 병에 대해 조금 더 자세히 알고 싶다면 어떤 검사가 있는지 미리 알아두고 병원을 방문하자.

내게 맞는 병원을 선택하라

병원을 선택하는 기준은 개인의 상황에 따라 다르다. 가까운 거리의 병원을 편리하게 이용하고자 하는 경우도 있을 것이고, 주위의 평판과 인터넷 등에서 정보를 얻어 비교평가해보는 경우도 있을 것이다. 환자들에게 보건복지부의 전문병원 지정제도는 좋은 정보가 된다. 이는 병원급 의료기관 중 특정 질환이나 진료과목에 특화해 전문화된 의료서비스를 제공하는 병원을 엄격히 심사하여 지정하는 제도다(강남 연세사랑병원은 전국 10개 보건복지부 지정 관절전문병원 중 하나다).

의료기관은 규모와 특성에 따라 1, 2, 3차로 분류된다. 간단히 말해 1차 의료기관은 병동 수 30병동 미만이며, 2차 의료기관은 병동 수 30병동 이상, 3차 의료기관은 대학병원 정도라고 생각하면 된다. 1, 2, 3차 어디에서나 진료와 수술이 가능하다. 하지만 관절에 관한 증상 외에 다른 지병이 있다면 3차 의료기관 이상을 선택하는 것이 좋다. 여러 개의 진료과가 개설되어 있고 좀 더 폭 넓은 의료진을 갖추고 있어 종합적인 치료가 가능하다.

이런 의사를 선택하라

관절염 증상은 여러 과에 걸쳐 다양하게 분포해 있다. 때문에 그 원인에 따라 치료하는 전문과 역시 달라지며 일반적으로 정형외과 전문의나 재활의학과 전문의 또는 류마티스내과 전문의가 주로 담당한다.

정형외과 전문의는 뼈와 근육을 다루는 전문의사로 관절염의 진단과 치료에 가장 큰 역할을 한다. 재활의학과 전문의는 수술 후 또는 수술 없이 하는 물리치료에 중요한 역할을 한다. 류마티스내과 전문의는 류마티스성관절염을 주로 치료한다.

정형외과 전문의는 수술을, 류마티스내과 전문의는 약물요법을, 재활의학과 전문의는 물리적인 치료를 전문으로 한다. 따라서 류마티스성관절염이라 해도 더 이상 약물요법을 할 수 없는 상황이라면 정형외과 전문의에게 수술치료를 받아야 한다. 수술을 받은 후에는 재활의학과를 통해 정상적인 움직임이 가능할 때까지 물리치료를 받는다.

이렇게 영역이 구분되어 있다고 해서 여러 명의 의사를 편의에 따라 바꾸는 것은 좋지 않다. 관절염의 특성상 해당 환자의 모든 정보를 가지고 꾸준히 치료를 해야 하는데, 여러 의사에게 치료를 받다 보면 환자의 증상이나 상태 등을 제대로 파악하기 어려울 수 있다. 때문에 주치의를 두는 것이 필요하다.

자신만의 주치의를 찾아라

관절염 치료는 장기전인 경우가 많다. 오래 걸리고 증세가 일시적으로 나아졌다고 방심하다가 상태가 악화되는 경우도 흔하다. 이러한 특성상 환자에 대한 풍부한 정보를 토대로 꾸준히 치료해야 효과가 있으므로 한번 주치의를 정하면 믿고 따르는 것이 좋다. 우리나라는 주치의 개념이 서구에 비해 강하지 않지만 관절염의 경우에는 자신만의 주치의를 선정하는 것이 필요하다.

주위의 신빙성 없는 '카더라 통신'에 흔들려 이 병원 저 병원 쇼핑하듯 다니다 보면 시간만 낭비하여 적절한 치료 시기를 놓치게 될 수도 있다. 주치의를 신뢰하고 궁금한 점은 충분한 상담을 통해 풀어내는 과정이 치료의 기본이다. 아울러 주치의로부터 지속적으로 조언을 듣고 약물은 물론 운동처방도 함께 받는 것이 좋다.

증상과 궁금증을 메모하라

정확한 정보에서 치료가 시작된다. 자신의 증상을 제대로 전달하기 위해 의사를 만나기 전에 어떤 증상들이 있는지 미리 생각해두도록 한다. 병원을 방문할 때는 자신의 상태에 대해 정확히 파악하여 증상과 증상이 시작된 시기, 궁금증, 과거 질환 경험 등을 메모해두면 빠르고 정확한 진단에 도움이 된다. 먹고 있는 약이 있다면 의사에게 말을 해주거나 약을 직접 보여줘도 좋다.

예약하라

병원이나 의사를 정했다면 이제 진료를 받는 일이 남았다. 이때 방문 접수, 전화 예약, 인터넷 예약의 세 가지 방법 중 하나를 선택할 수 있다. 직접 병원을 찾는 방문 접수는 당일 진료가 가능하다는 장점이 있지만 접수 순서대로 기다려야 하기 때문에 자칫 기다리는 시간이 길어질 수 있다. 또한 진료받기를 원하는 의사가 진료 시간이 없는 날이라면 다른 의사에게 진료받아야 하는 경우도 있다. 이러한 단점을 보완하기 위해 전화 및 인터넷으로 미리 시간과 진료받을 의사를 예약하는 것이 좋다.

관절염 진단 검사를 파악하라

병원에서 진료받을 때 보다 정확한 진단을 위한 검사를 한다. 진단은 일반적으로 혈액 검사, 면역 검사, X-ray 검사, 조직형 검사, 소변 검사, 관절액 검사, 생검 등이 있고 필요에 따라 MRI나 CT(컴퓨터단층촬영) 등을 실시한다. 만일 의사가 어떤 검사를 받기를 권한다면 기본적으로 필요한 검사이겠지만, 해당 검사를 통해 무엇을 찾으려는 것인지, 위험성은 없는지, 얻을 수 있는 이점은 무엇인지, 만약 받지 않는다면 어떤 일이 생기는지 등을 물어보는 것도 좋다.

염증을 살펴보는 혈액 검사

- 백혈구 수: 염증의 유무를 판단한다. 백혈구는 우리 몸에 들어온 각종 세균, 바이러스, 이물질 등과 싸우는데 염증이 생기면 그 수치가 증가한다.
- 적혈구 침전 반응: 염증의 정도를 측정한다. 치료 과정에서 반복적으로 검사하는 항목으로 염증이 있는지 없는지, 있다면 어느 정도인지 판단한다.
- 크레아티닌 수치 측정: 콩팥의 노폐물 배출 기능을 검사한다. 정상인의 혈중 크레아티닌 수치는 1.5mg이지만 신장이 제대로 기능하지 못하면 10~20mg까지 수치가 올라간다.
- 혈액 내 적혈구 수: 류마티스성관절염 같은 만성염증의 유무를 판단한다. 혈액에서 적혈구가 차지하는 비율을 살펴보는 것으로 '해마토크리트 검사'라고도 한다. 적혈구 숫자가 줄어드는 상태가

빈혈인데 류마티스성관절염 같은 만성염증이 있을 때 적혈구의 수치가 낮아진다.

• 혈소판 수: 만성염증을 파악한다. 혈소판은 피가 응고하는 것을 돕는데 수치가 너무 낮으면 출혈의 위험이 있다. 루푸스(전신성홍반성낭창)와 같은 자가면역성질환이 생기면 혈소판 수치가 낮아질 수 있다.

류마티스 및 루푸스 인자를 확인하는 면역 검사

• 라텍스 검사: 류마티스 인자인 라텍스를 검사한다. 혈액 내 라텍스는 류마티스 인자이지만 정상의 경우에도 나올 수 있다. 중요한 것은 인자의 양인데 류마티스성관절염이면 1:160 이상 나오고 정상의 경우는 그보다 적게 나온다. 그러나 다른 질환에서도 이 수치가 높게 나오기도 한다.

• 항핵항체(ANA) 검사: 자가면역성질환인 루푸스를 검사한다. 루푸스 환자의 거의 대부분이 양성으로 나오는 민감도 높은 검사다. 그렇지만 이 검사는 정상인의 약 20%도 양성으로 나올 수도 있고 특히 노인에게 잘 발견되는 만큼 결과가 양성이라는 것만으로 루푸스라고 진단할 수는 없다.

• 보체(C3, C4) 검사: 루푸스를 검사한다. 보체는 생체 내에서 면역 작용에 관계있는 11개의 단백질로 구성된 단백질 복합체이며

C1부터 C9까지 나뉜다. 이 단백질은 혈장이나 다른 체액에서 비활성 상태로 존재하다가 항체와 항원의 결합에 의해 활성화된다. 특히 C3, C4는 활성화를 담당하는데 루푸스가 활발할 때는 보체 단백질의 수가 줄어든다.

• 항데옥시리보핵산(항DNA) 검사: 루푸스 환자에게서 발견되는 DNA에 대한 항체 검사다. 항체의 양이 많을수록 더 심각한 상태라고 할 수 있다.

뼈의 상태를 살피는 X-ray 검사

뼈의 상태를 살펴볼 수 있는 검사다. X-ray 상 관절과 관절 사이의 간격으로 관절연골의 상태를 짐작할 수 있다. 무릎의 경우 정상적인 간격이 6~8mm인데 이에 비해 퇴행성관절염 환자는 4mm로 좁아져 있다. 다만 초기 관절염은 발견하기 쉽지 않으며 연골의 변화도 살펴보기 어렵다는 단점이 있다.

근육, 인대 등을 살피는 MRI 촬영

X-ray 검사에서 볼 수 없는 관절연골이나 근육, 힘줄 등의 상태를 살펴볼 수 있다. 반월상연골판이나 인대 손상 등을 진단할 때도 MRI 촬영이 필요하다.

관절염 항원을 찾는 조직형 검사

서로 다른 개체의 조직형이 어느 정도 일치하는지, 어떤 면역체를 가지고 있는지 확인하는 검사다. 예를 들어 장기를 이식할 때 면역체계는 이식된 장기를 적으로 간주해 면역 거부 반응을 일으키는데 이때 조직형 검사가 효과적으로 쓰인다. 이러한 검사는 관절염 인자를 확인할 때도 적용되며 관절염이 유전되는 경우 가족 중 일부는 B-27 유전자를 갖게 된다. 류마티스성관절염은 HLA-DR4라는 조직 적합성 항원을 가지고 있으며 루푸스는 C4AQ0라는 항원을 가지고 있다. 하지만 이들 항원이 있다고 모두 관절염에 걸리는 것이 아니라 발병률이 높아지는 정도다.

신장염, 루푸스를 알아내는 소변 검사

소변은 건강 상태를 파악하는 데 중요한 정보를 제공한다. 류마티스성관절염은 소변 안에 적혈구, 단백질 등이 있는지 살핀다. 수치에 따라서 신장염이나 루푸스 등을 진단할 수 있고 단백뇨의 여부도 판단할 수 있으며 신장 기능을 측정할 수 있다.

조직을 떼어 직접 검사하는 생검

이상이 의심되는 생체조직을 직접 떼어내 눈이나 현미경을 통해 병리조직학적으로 조사하는 검사법이다.

• 피부생검: 피부조직을 떼어내 현미경으로 검사하여 루푸스·건선·경피증 등을 파악할 수 있다.

• 신장생검: 허리 뒤쪽에 긴 바늘을 꽂아서 신장조직을 떼어내서 하는 검사다. 피부생검보다 위험도가 높아 흔히 하는 검사는 아니다.

• 근육생검: 근육조직을 현미경으로 살피는 검사로 다발성근막염이나 피부근염을 확진하는 데 필요하다. 피부생검보다는 힘들지만 안전하다.

• 측두동맥생검: 머리 측면의 측두동맥조직을 떼어내 현미경으로 검사한다. 간단하고 안전하다. 거대세포동맥염, 일시성동맥염, 다발성근육통증, 류마티스성질환 등의 진단에 사용된다.

관절강 내 감염 여부를 살피는 관절액 검사

관절액을 바늘로 채취하여 관절강 내의 감염 여부를 진단한다. 간편하면서도 정확하게 세균이나 결정체를 확인할 수 있는 검사법이다.

기본 진단은 1차 병원에서 하라

기본 진단은 검사 장비를 보유한 1차 병원에서 하는 것이 빠르다.

정밀 진단이 가능하지 않다면 의사가 써준 소견서를 가지고 병원에서 소개하는 협력 병원으로 갈 수 있다. 병원은 대부분 협진 시스템이 잘 되어 있다. 또한 3차 병원에서 수술한 사람은 집과 가까운 병원에 주기적으로 통원하며 물리치료 등 재활 치료를 병행한다. 재활의학과는 수술 후 재활 치료를 하고, 마취통증의학과는 통증 치료를 한다.

Part 4

무릎연골 재생과 어깨·발목·허리 치료에 적용되는 줄기세포

무릎관절염
줄기세포 치료

겉모습은 강하고 단단하지만 속은 부드러운 성정을 가지고 있는 사람들을 일컬어 '외강내유(外剛內柔)'라고 한다. 23전 23승의 전승불패의 해전사를 이끈 수장 이순신 장군은 막강한 장수였지만 한산섬 달빛에 잠 못 드는 감성의 소유자이기도 했다. 관절을 떠올리면 이 외강내유라는 말이 생각난다. 겉은 단단한 뼈의 구조물로 보이지만 그 안은 연골과 같은 부드러운 조직으로 이루어져 있다.

우리의 몸을 묵묵히 지탱하고 있는 무릎부터 살펴보자. 무릎은 강한 뼈와 부드러운 뼈가 이상적인 조화를 이루고 있다. 무릎관절은 크게 대퇴골(넓다리뼈), 경골(정강이뼈), 슬개골(무릎뼈)의 3개의 뼈로 구성되어 있는데 대퇴골은 무릎 위쪽에 있고 경골은 아래쪽에 있다. 무릎 앞쪽에서 대퇴골 전방에 뚜껑처럼 덮고 있는 것이 슬개골이다. 슬개골은 관절이 부드럽게 움직이도록 도우며 무릎에 가해지는 충격을 흡수한다.

이들 뼈는 관절이라는 구조를 통해 활동의 자유와 균형을 이루는데, 대퇴골과 경골 사이에는 대퇴경골관절이, 슬개골과 대퇴골 사이에는 슬개대퇴관절이 있다. 이러한 무릎관절의 중심에 물렁뼈라고도 불리는 관절연골이 있다.

대퇴골과 경골의 표면을 3~4mm 정도의 두께로 감싸고 있는 관절연골은 얇은 조직이지만 막강한 힘을 발휘한다. 신체의 여러

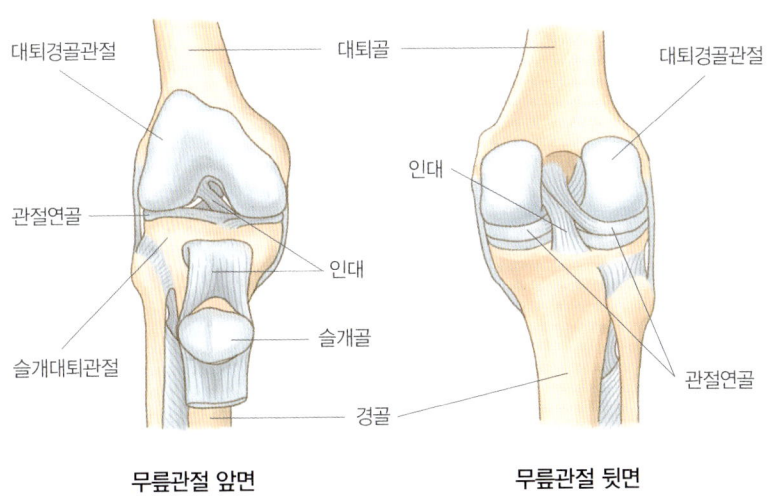

무릎관절 앞면   무릎관절 뒷면

관절 가운데 가장 강한 힘을 받는 무릎관절에 가해지는 충격을 흡수하고 부드럽게 움직일 수 있도록 하는 것이다. 보통 평지를 걸을 때 무릎에 순간적으로 가해지는 힘은 몸무게의 5~7배에 달한다. 연골은 뼈끝을 감싸고 있으며 매끄럽고 강한 탄성으로 이 충격을 흡수한다. 또한 연골간의 마찰은 인간의 능력으로는 도저히 만들 수 없을 정도의 적은 마찰밖에 일어나지 않는다.

무릎관절이 원활하게 움직이도록 도우며, 충격을 흡수하는 역할을 하는 것이 무릎연골이다. 연골은 피의 순환이 활발한 뼈와 달리 피가 흐르지 않아 상처를 입거나 닳게 되면 회복되지 않으며 신경이 없어서 닳는 동안에 별다른 통증이 없다. 그러다가 연골이 닳아서 뼈끼리 닿아 마찰이 증가하고 마모 물질로 인해 염증이 생기면 통증을 느끼게 된다.

무릎연골은 쓸수록 닳아 없어진다. 무릎은 신체 관절 중 쓰임이 많은 곳 중 하나로 무릎연골의 퇴행으로 인해 점차 닳아 없어지거나 혹은 외부의 충격 때문에 손상되면서 퇴행성관절염이 발생한다. 한번 닳은 연골은 다시 복원되거나 재생되지 않는다. 무릎관절염은 중년층의 60% 이상이 앓고 있을 정도로 많이 발생하는 질환 가운데 하나다.

퇴행성무릎관절염은 연골의 손상 정도에 따라 초기-중기-말기의 세 단계로 분류된다. 초기라면 진통제를 먹으면서 체중을 조절

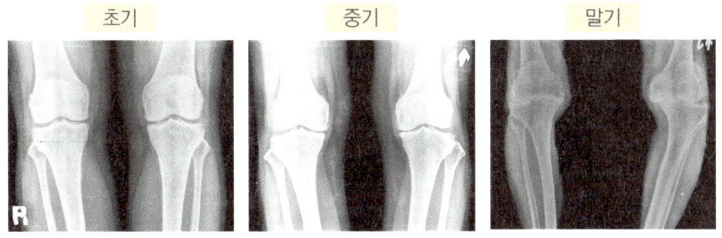

무릎관절염 말기로 갈수록 뼈가 손상되어 모양이 변형됨을 알 수 있다.

무릎관절염 X-ray 사진

하고 운동으로 근육과 관절의 힘을 키우면 좋아질 수 있다. 연골이 절반 이상 남았을 때는 연골조직에 미세한 구멍을 뚫어 새 연골이 자라게 하거나 연골조직을 이식할 수 있다.

연골이 절반도 안 남았을 때에는 줄기세포 치료를 통해 연골을 재생시켜 관절을 보존할 수 있다. 하지만 연골이 다 닳아 없어져 뼈와 뼈가 맞닿는 상태라면, 인공관절을 끼워 넣어 통증을 감소시키고 무릎의 운동 범위를 확보해주는 인공관절수술이 유일한 치료법이다. 본인의 연골을 보존시키기 위해서는 가급적 조기에 관절염을 발견하여 줄기세포 치료로 연골을 재생시키는 방법이 효과적이다.

반월상연골판 손상, 젊은층에 많은 이유

반월상연골이란 이름 그대로 무릎 사이에 있는 반월 모양, 즉 C자형 연골로 무릎 안쪽과 바깥쪽에 각각 자리 잡고 있다. 이 연골은 관절의 안정성을 유지해주며 무릎에 가해지는 충격을 흡수하고 관절액을 고루 분산시켜 윤활 작용을 한다. 또한 탄성이 있는 섬유성 연골이므로 관절면에 가해지는 압력을 줄이면서 분산시켜 관절을 보호해준다.

흔히 관절 건강에 빨간불이 켜지는 나이는 노인층이라고 생각하기 쉽다. 나이가 듦에 따라 연골이 닳고 손상되기 때문이다. 그러나 연골은 무리한 운동, 사고 등의 충격으로도 손상되는 경우가 많다. 특히 반월상연골은 운동 중 손상되는 경우가 많아 젊은층에서 많이 나타나는데, 관절에 외부의 압력이 가해져 무릎이 뒤틀리거나 전후좌우로 심하게 꺾였을 때 발생한다. 때문에 관절의 외상 후 통증이나 운동장애의 원인 중 가장 많은 비율을 차지한다. 지난 1년간 내가 진행한 반월상연골판이식술 환자 중 80% 정도가 20~30대의 젊은층이었다.

물론 반월상연골은 운동 중 손상되는 것 외에도 노화에 따른 퇴행성 변화, 선천성 기형이 있는 경우 손상을 입는다. 특히 40대 전후로 반월상연골의 탄력은 급격히 낮아지므로 이때 과도한 운동은 물론이고 일상생활에서의 가벼운 충격으로도 쉽게 파열될 수 있다. 별다른 운동을 하지 않았는데도 무릎을 움직일 때 짓누르는 듯하거나 쑤시는 등 심한 통증을 느끼는 증상이 장기간 지속된다면 반월상연골의 손상을 의심하고 병원 검진을 받아보는 것이 좋다. 손상된 것을 모르고 방치하면 시간이 지남에 따라 근력과 근육량이 줄어들어 다리가 가늘어진다. 게다가 관절이 굳어지는 느낌을 받으며 계단을 내려갈 때나 높은 곳에서 뛰어내릴 때, 울퉁불퉁한 길을 걸을 때 안정감이 없다.

반월상연골이 손상되었을 때는 반월상연골판이식술을 많이 하는데 연골이식 대신 줄기세포를 이식함으로써 통증 감소와 연골 재생 등의 효과를 거두고 있다.

인대 손상을 방치한다면?

인대는 무릎관절의 구조물을 묶고 이어 지지해주는 밧줄과 같은 역할을 하며 십자인대와 측부인대가 있다. 십자 모양으로 뼈를 묶고 있는 것이 십자인대, 관절의 안팎에서 방향성 운동이 안정적으로 이루어지도록 해주는 것이 측부인대다.

무릎관절 위아래에 붙어 있는 대퇴골과 경골이 제자리에서 벗어나는 것을 막아주는 십자인대는 대퇴골과 경골이 서로 다른 방향으로 회전하거나 무릎관절이 과도하게 늘어났을 때 손상된다. 흔히 운동선수의 부상 소식과 함께 들려오는 것이 바로 십자인대 손상이다. 십자인대 손상은 젊은층에서 잘 일어나는데 주로 축구, 농구, 배구, 스키 등의 운동을 할 때 무릎을 과도하게 회전하거나 점프 후 착지할 때 또는 상대편 선수와 부딪쳤을 때 잘 발생한다. 십자인대가 손상되면 무릎관절 내의 출혈로 외상 후 2~3시간이 지나 붓고 반월상연골 손상 등 복합 부상을 동반한다.

측부인대는 내측부인대와 외측부인대로 나뉜다. 내측부인대는 대퇴골과 경골의 안쪽에 있으며 무릎이 바깥쪽으로 꺾이는 것을 방지한다. 스키나 스노보드 등을 탈 때처럼 무릎의 바깥에서 안쪽으로 힘이 가해지거나 과도한 회전력이 가해질 때 내측부인대 손상이 잘 일어난다.

외측부인대는 대퇴골과 비골을 이어주며 무릎의 가로 방향 운동을 안정시켜준다. 내측부인대에 비해 내구성은 떨어지지만 부드럽기 때문에 운동보다 교통사고 등 강도가 센 힘이 직접적으로 가해지면 손상이 일어난다.

인대가 파열되면 관절내시경을 통한 인대재건술로 치료한다. 인대가 완전히 파열되면 통증이 심해 즉시 병원을 찾지만 부분 파열되었을 때는 안정을 취하면 통증이 가라앉다. 이때 치료시기를 늦추지 말고 적절한 치료를 받아야 한다. 그렇지 않으면 무릎이 계속 불안정해 재발의 위험이 있고 관절염으로 발전할 가능성이 매우 높다.

그 외 무릎관절염 관련 질환

양 무릎 사이가 벌어져 O자 모양으로 휘는 내반슬, 무릎 슬개골 아래 연골이 약화되다가 없어지는 슬개골연골연화증, 점액낭에 염증이 생기는 점액낭염, 슬개골이 습관적으로 빠지는 탈구, 관절내에 연골조각이나 뼛조각 같은 이물질이 돌아다니며 통증과 손상을 유발하는 관절내유리체, 경골의 인대 부착 부위가 부분적으로 분리되는 오스굿슐라터병 등의 다양한 무릎관절 질환들이 무릎관절염과 밀접한 관련을 맺고 있다.

연골 재생 치료에 사용되는 줄기세포

줄기세포 치료술은 연골 재생 치료술로서 관절염 치료의 새 장을 열어가고 있다. 관절염 치료에 사용되는 줄기세포는 환자 본인의 골수와 지방, 그리고 타인의 제대혈에서 추출한 성체줄기세포다.

골수는 환자의 골수조직에서, 지방줄기세포는 환자의 엉덩이·허벅지·복부에서 추출한 것이고, 제대혈줄기세포 치료는 타인의 제대혈에서 추출해낸 제대혈유래 중간엽줄기세포를 이용한다.

자가골수와 지방줄기세포 치료는 관절내시경을 이용해 치료하기 때문에 최소 침습으로 시술할 수 있으며, 부작용이 적다는 장점이 있다. 관절내시경은 초소형 카메라가 부착된 관절내시경으로 연골 및 인대 손상과 뼈의 마모를 살펴볼 수 있어 정확하게 치료할 수 있다. 또한 4~8mm 이하의 매우 작은 구멍만 내어 시행하기 때문에, 절개로 인한 부작용이 거의 없다. 아울러 시술 후 상처의 회복 속도도 빠르므로 일상생활로의 복귀를 앞당길 수 있다. 고령의 환자들은 수술 이후 나타날 수 있는 합병증으로 인해 수술에 대한 부담을 느끼는 경우가 많은데, 자가줄기세포 치료는 이러한 환자의 부담을 덜 수 있다.

태아의 제대혈에서 유래한 제대혈줄기세포는 노화가 덜 진행된 상태이기 때문에 치료 효과가 빠르게 나타난다. 특히 연골의 손상 면적이 $9cm^2$ 정도로 많이 닳아 있는 퇴행성관절염 중기 이상인 환자에게도 사용한다.

최근에는 줄기세포 시술 시 환자의 혈액을 조금 뽑아서 분리해낸 PRP를 주사하여 더 많은 줄기세포가 연골에 자리 잡도록 하기도 한다. 시술 뒤에는 2~3주 정도 목발을 짚으면서 이식한 줄기세포가 제대로 자리 잡을 수 있도록 안정을 취해야 하다. 한 달 정도 지나면 정상적인 일상생활이 가능하다.

자가골수줄기세포 치료와 사례

골수줄기세포 치료는 환자의 엉덩이뼈에서 직접 채취한 자가골수를 이용하는 방법이다. 자가골수혈액을 원심분리기로 분리한 뒤 줄기세포 등을 뽑아내 손상된 환자의 연골 부분에 주입한다.

자가골수줄기세포 치료는 관절내시경을 통해 이루어지는데, 직경 4~8mm 정도의 구멍을 2~3개만 뚫기 때문에 흉터가 거의 없다. 연골 손상 범위가 $2cm^2$ 이하라면 관절내시경을 쓸 필요 없이 주사로 주입하면 된다. 연골 손상의 크기가 최대 $10cm^2$를 넘지 않을 때 연골조직재생 효과가 있다. 이 시술은 외상이나 노화로 인해 연골이 손상된 15~50세의 비교적 젊은 연령층에게 권한다.

만성적으로 관절을 혹사시키면 퇴행이 가속화된다. 자기 몸을 돌보지 않고 오랫동안 잘못된 자세로 열심히 일만 해온 사람들이 퇴행성관절염에 걸려 병원 문을 두드릴 때는 안타깝기 그지없다. 45세의 주부 박경자 씨가 그런 환자였다. 경자 씨는 주부 생활 20

년 동안 부지런히 살림을 해왔다.

깔끔한 성격 탓에 매일같이 걸레질을 하며 집안 구석구석 청소했다. 경자 씨는 쪼그리고 앉아 집안을 청소하고 나면 피곤하기는 해도 개운한 마음과 함께 뿌듯함을 느꼈다고 한다. 하지만 언제부터인가 집안일을 하고 나면 무릎이 쑤시고 아픈 통증을 느꼈다. 계단을 오를 때도 통증이 느껴져서 낮은 층의 계단도 오르기 불편했다. 평소 예민한 성격인 경자 씨는 관절에 이상이 있나 싶어 바로 병원을 찾았고, 연골 손상이 시작되는 퇴행성관절염 초기 단계로 진단받았다.

경자 씨에게 수술이 아닌 줄기세포 치료를 권했다. 50세 이하의 젊은 연령층이며 다른 합병증이 없는 건강한 상태였기에 자가골수줄기세포 치료를 받을 수 있는 조건에 해당되었기 때문이다. 연골

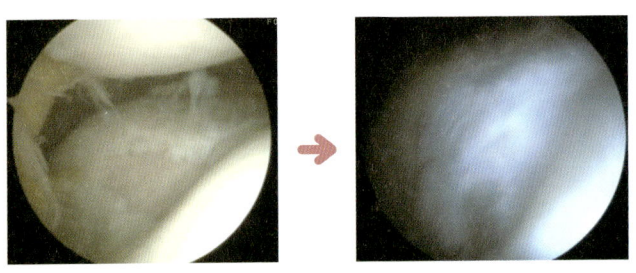

많이 닳았던 연골이 재생된 모습을 확인할 수 있다.
자가골수줄기세포 치료 전후 관절내시경 사진

을 보존, 재생하면서 회복이 빠른 최소 침습 시술법을 소개하자 경자 씨는 바로 골수줄기세포 치료를 선택했다.

줄기세포 치료를 한 지 1년이 지난 현재, 통증이 줄고 무릎 기능이 회복되어 일상생활에 불편함이 없다. 친구들과 함께 제주도 올레길도 거뜬히 걷고 올 정도로 무릎 건강이 많이 좋아진 상태다.

자가지방줄기세포 치료와 사례

자가지방줄기세포 치료는 지방에서 추출해낸 중간엽줄기세포를 이용하는 방법으로, 지방 전체 세포 수의 약 10~20% 정도가 중간엽줄기세포로 이루어져 있어 비교적 많은 양의 줄기세포를 사용할 수 있다. 또한 시술 시간도 20분 정도로 짧으며 채취가 쉽기 때문에 고령의 환자들도 부담 없이 치료할 수 있다. 뿐만 아니라 원래 연골과 가장 비슷한 상태로 회복된다는 장점이 있다.

62세 최인옥 씨는 평소 엘리베이터보다 계단을 이용하여 오르내리는 등 틈틈이 운동을 했다. 그런데 인옥 씨는 최근 무릎이 시큰시큰하고 아픈 통증을 느꼈다. 특히 계단을 오르내릴 때마다 무릎 통증이 더 심해졌고 급기야 통증 때문에 제대로 누울 수 없어 밤에 잠을 청하기 힘들 정도가 되었다. 인옥 씨는 계단 오르내리기 운동을 많이 해 무릎 근육이 피로해진 것이라 여겨 진통제를 먹으며 수개월 동안 찜질과 파스로 치료를 대신했다.

하지만 통증은 나아지지 않았고 점점 심해져서 무릎이 부어올라 마침내 움직이기 힘든 지경이 되었다. 뒤늦게 병원을 찾은 인옥 씨는 퇴행성무릎관절염 진단을 받았다. 연골 손상도 어느 정도 진행된 관절염 중기 상태였으므로 바로 치료받을 것을 권했다.

건강관리에 관심이 많은 만큼 건강 정보가 풍부했던 인옥 씨는 이미 알고 있던 줄기세포 치료를 의료진과 상담했다. 그녀는 중기로 진행된 상태지만 아직 연골이 다 닳지 않았기 때문에 줄기세포 치료로 연골을 재생시킬 수 있다는 의료진의 말에 따라 자가지방줄기세포 치료를 받았다.

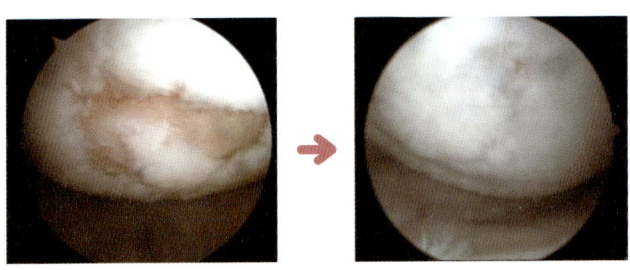

연골이 닳아서 뼈가 드러났던 부분에 연골이 고루 재생된 것을 확인할 수 있다.
자가지방줄기세포 치료 전후 관절내시경 사진

그렇게 줄기세포 치료를 받은 1년 후 인옥 씨는 통증이 많이 줄고 무릎 기능이 회복되어 걷는 일이 편해졌다고 한다. 최근에는 무릎 근력을 강화하기 위해 하루 한 시간씩 걷기 운동을 시작했으며 예전과 같이 계단 오르내리기 운동도 무리 없이 하고 있다고 말했다.

재생된 연골이 무리 없이 제 기능을 시작한 것으로 보였다. 얼마 전 병원을 방문하여 관절내시경으로 확인해본 결과, 손상되었던 연골 부분이 일부 재생된 것을 확인할 수 있었다. 시술결과에 만족스러운 웃음을 지으며 씩씩하게 걸어가는 인옥 씨의 뒷모습에서 삶을 사랑하는 사람 특유의 에너지가 느껴졌다.

나이는 숫자에 불과하다는 말은 관절 건강에도 통한다. 젊은 나이라도 관절을 혹사하면 퇴행이 가속화되고 노년이라도 바른 생활 습관과 고른 영양 섭취, 적절한 운동을 한다면 건강한 관절을 가질 수 있다.

54세 이지혜 씨는 중년 여성이지만 3년 전만해도 심한 무릎 통증으로 우울증에 걸릴 지경이었다. 40대 후반부터 시작된 무릎 통증은 그녀의 발목을 잡았다. 간간히 하던 아르바이트도 할 수 없고, 유일한 운동이었던 등산도 못 하게 되니 점점 자신감도 사라졌다.

처음에는 무리하면 무릎이 쑤시고 붓기는 했지만 그럭저럭 참을 만한 정도라 무시하며 지냈다. 하지만 하루 종일 심한 무릎 통증을

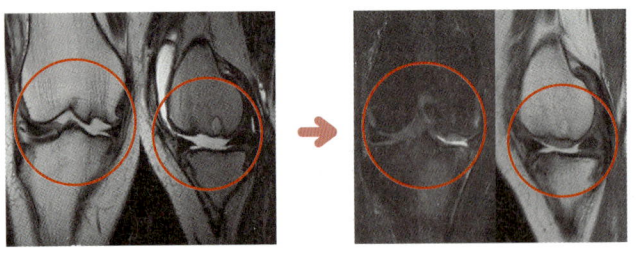

연골이 닳아서 상실되었던 부분에 연골이 재생된 것을 확인할 수 있다.

자가지방줄기세포 치료 전후 MRI 사진

느끼는 날이 계속 되자 병원을 찾았다. 지혜 씨의 무릎을 보자 안타까움이 밀려왔다. 무릎관절은 퇴행성관절염 중기에서 말기로 진행된 상태였다. 기존의 관절염 치료법 중에서 지혜 씨가 선택할 수 있는 치료법은 거의 없었다. 약을 먹거나 물리치료를 하는 것은 통증만 잠시 잠재울 뿐이었다. 그렇다고 젊은 나이에 인공관절수술을 생각할 수도 없었다. 그녀에게 줄기세포 치료를 권했다. 비록 관절염 중기에서 말기 상태였지만 나이가 젊고 연골조직도 어느 정도 남아 있으니 줄기세포의 치유력과 재생력이 발휘될 것이라고 생각했다. 지혜 씨는 지방줄기세포 치료를 택했고, 엉덩이에서 뽑은 지방줄기세포를 무릎에 주사로 이식받았다. 시술 후 두 달이 지난 요즘 정기적으로 병원을 찾아 검진을 받고 있다. 그녀는 "통증을 숫자로 표현하면 2년 전에 비해 10개에서 4개 정도로 줄어든 것 같다"고 하며 끔찍했던 통증으로부터 해방감을 느낀다고 말했다.

제대혈줄기세포 치료와 사례

제대혈줄기세포 치료는 타인의 제대혈에서 추출해낸 중간엽줄기세포를 이용한다. 태아의 제대혈에서 유래한 성체줄기세포이기 때문에 노화에 따른 결함이 없다는 것이 가장 큰 특징이다. 제대혈유래 중간엽줄기세포 치료는 마취 후 절개를 통해 연골 병변에 일정 간격으로 미세 구멍을 낸 후 이 구멍을 치료제로 채우고 주변에 도포한다.

$9cm^2$ 정도의 비교적 심한 연골 손상까지 치료할 수 있어 연골이 많이 닳은 퇴행성관절염 중기 이상의 환자도 시술할 수 있고 시술 시간은 30~60분 정도 걸리며 이후 2~3일 입원하면 된다.

제대혈유래 중간엽줄기세포 치료제는 모든 연령에서 적용할 수 있다는 장점이 있다. 또한 줄기세포 치료 1회만으로도 충분한 연골 재생 효과를 얻을 수 있다.

65세의 남성 최경석 씨는 1년 전 퇴행성관절염 치료를 위해 제대혈줄기세포 치료를 받았다. 주위 사람들의 우려와 달리, 경석 씨는 줄기세포 치료 이후 심했던 통증이 줄어들었고, 걷기와 모든 활동이 자유로워졌다. 그는 그간의 마음고생을 생각하면 지옥에서 천국으로 탈출한 기분이라고 했다.

경석 씨는 지난 2년 동안 퇴행성무릎관절염을 앓아왔다. 무릎이 아파 제대로 일을 할 수 없었던 그는 매일 집 안에서 우울한 날들을 보냈다고 한다. 병원에서는 퇴행성관절염 중기 상태로 연골 손상 범위가 넓어 수술이 필요하다는 이야기를 들었다. 하지만 경석 씨는 수술에 대한 두려움이 있었다. 인공관절수술 후 통증과 긴 회복 기간을 버틸 수 있을지 걱정이 앞섰다.

결국 다른 치료법을 찾던 경석 씨는 의료진으로부터 제대혈줄기세포 치료에 대해 듣게 되었다. $9cm^2$ 정도의 비교적 심한 연골 손상까지 치료가 가능하며 연골이 많이 닳은 퇴행성관절염 중기 이상의 환자들도 시술할 수 있다는 이야기를 듣고 희망을 가졌다. 경석 씨는 바로 제대혈줄기세포 치료를 받았다. 그는 "줄기세포 치료 이후 회복이 빨라 일상생활로의 복귀를 앞당길 수 있었다. 현재는 무릎 통증이 많이 줄어 걷고 활동하는 데 불편함이 없다"며 자신감을 보였다.

어깨 회전근개 파열
줄기세포 치료

<u>균형</u> 잡힌 건장한 어깨는 탄탄한 기백을 상징한다. 어깨는 몸통과 팔을 잇는 연결 기관으로 어깨 위의 뼈인 견봉, 삼각형 구조의 견갑골, 쇄골, 팔뼈와 근육, 힘줄, 인대 등이 유기적으로 연결되어 있어 운동성을 높인다.

여러 관절로 구성되어 있는 어깨는 우리 몸에서 운동 범위가 가장 넓은데, 특히 삼각형 구조의 견갑골에 끼워진 반구 형태의 상완골 골두는 거의 모든 방향으로 움직인다. 어깨관절은 운동 범위가 넓고 사용 범위도 크기 때문에 그만큼 불안정하며 쉽게 손상을 입을 수 있다.

이 불안정성을 보완하기 위해 관절은 여러 개의 인대와 근육, 점

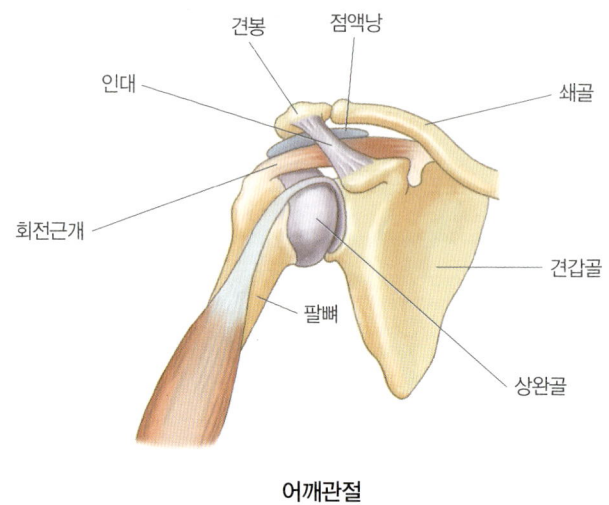

어깨관절

액낭으로 둘러싸여 있다. 이것들 중 어느 하나가 문제를 일으켜도 어깨 통증을 유발한다.

어깨에서 발생하는 질환 중 가장 발병 빈도가 높은 질환은 어깨 힘줄이 끊어진 회전근개 파열이다. 어깨 통증을 느끼는 환자 중 약 70%가 회전근개 파열이 원인이라고 할 만큼, 발생 빈도가 높다. 회전근개는 어깨를 감싸고 있는 4개의 힘줄(극상건, 극하건, 견갑하건, 소원건)로, 이 힘줄이 변성되고 파열이 생기는 것이 회전근개 파열이다. 특히 회전근개 중 가장 위에 있는 극상건이라는 힘줄이 가장 많이 파열된다.

회전근개 파열은 노화로 인한 퇴행성 어깨 변화나 격렬한 운동

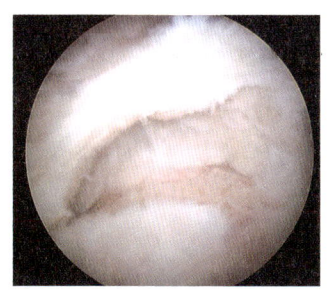

파열된 회전근개 관절내시경 사진

이 주원인이며 40대 전후에 주로 발생한다. 연령대가 높아질수록 발병률이 더 높아진다. 어깨를 많이 사용하는 직업군이나 테니스, 배드민턴, 골프 등 어깨에 무리를 주는 운동을 30대가 넘어서도 지속한다면 회전근개 파열 위험이 높아질 수 있다.

회전근개가 파열되면 초기에는 팔을 위로 들 수 없을 만큼 통증이 심하게 발생하다가, 점차 완화되는 증상을 보인다. 대부분 심한 운동 후에 통증을 느끼는데, 주로 전방이나 외측부에서 통증이 발생하고 심하면 팔꿈치까지도 통증을 느낄 수 있다. 팔을 들어 올리는 과정에서 통증이 발생하다가 완전히 위로 올렸을 때 통증이 없어지기도 한다. 또한 어깨에서 마찰이 일어나는 소리가 나기도 한다. 이러한 증상을 방치하게 되면 점차 근위측이 진행되어 어깨 뒤쪽이 꺼져 보이게 된다.

다양한 어깨관절 질환

운동 범위가 가장 넓은 어깨관절은 그만큼 불안정하고 손상받기 쉽다. 어깨에 통증을 느끼는 경우는 크게 관절 이상, 경추 신경 손상으로 인한 전이통, 어깨 주변 근육에서 발생하는 근육통으로 나누어볼 수 있다. 중년 이후 어깨 통증이 발생하면 관절퇴화로 인한 오십견이라고 여기기 쉬운데 회전근개 파열이나 석회화건염 등인 경우가 많다.

오십견은 어깨관절을 둘러싼 관절막이 퇴행성 변화를 일으켜 염증이 생기는 질환으로 정확한 병명은 '유착성관절막염'이다. 원인은 밝혀지지 않았지만 주로 노화에 따른 어깨관절 주위 연부조직의 퇴행성 변화에 따라 발생하는 것으로 보인다. 관절막에 염증성 변화가 일어나서 신축성이 없어지고 운동에 따른 어려움이 동반된다. 통증으로 잠을 이루지 못하게 되고 심해지면 옷깃만 스쳐도 극심한 통증을 호소한다.

석회화건염은 힘줄에 돌 같은 석회질이 생기는 질환이다. 그 원인이 정확히 밝혀지지는 않았는데 힘줄의 퇴행성 변화로 힘줄세포가 괴사되며 석회질이 침착하는 것으로 보인다. 이 질환은 통증이 심해 한밤중에 응급실에 가기도 한다. 어깨를 많이 사용하는 직업군의 노동자보다는 주부나 사무직 종사자에게 주로 발생한다.

상부관절와순파열은 상완이두박건의 긴 힘줄이 견인 손상될 때 발생한다. 주로 팔을 짚고 넘어졌을 때, 팔을 머리 위로 휘두르는 동작을 반복했을 때, 어깨를 부딪쳤을 때이다.

재발성탈구는 사고나 운동을 통한 외상이 주원인으로 어깨가 불안정해져서 자주 빠지는 것이다.

어깨충돌증후군은 지속적으로 어깨를 써서 일하는 사람이나 배드민턴, 테니스, 골프, 탁구 등 어깨를 주로 쓰는 운동을 통한 부상으로 많이 생긴다.

이러한 어깨 질환은 적절한 치료를 받지 않고 방치하면 조직이 손상되거나 어깨 힘줄이 파열되어 수술을 해야 한다. 어깨탈구 및 충돌증후군으로 파열된 관절와순이나 회전근개를 봉합술로 치료할 때 줄기세포 치료를 함께하여 연골을 재생시키는 치료술이 새롭게 떠오르고 있다.

회전근개를 재생하는 줄기세포 치료와 사례

회전근개가 완전 파열되지 않았다면 체외충격파와 주사 요법, 근력 강화 운동 등 비수술적인 방법으로도 치료할 수 있다. 그러나 완전 파열된 상태라면 관절내시경을 이용해 봉합해야만 완치할 수 있다.

회전근개 파열을 치료하려면, 손상된 회전근개의 찢어진 부분을 봉합해야 한다. 관절내시경을 이용하면 피부에 4~8mm 정도의 구멍만 뚫어도 수술이 가능하다. 특히 관절내시경은 어깨에 작은 구명을 낸 뒤, 관절내시경에 설치되어 있는 초소형 카메라를 통해 문제가 되는 관절 부위를 직접 관찰한다.

실시간으로 관찰이 가능해 CT나 MRI로도 파악할 수 없는 부분을 보다 정확하게 진단할 수 있다. 또한 관절내시경을 통해 힘줄이 찢어진 부분을 발견하는 즉시 봉합할 수 있다. 특히 주변 조직을 거의 손상시키지 않아 입원 기간이 짧고 회복도 빠르다는 장점이 있다.

최근에는 봉합술과 더불어 줄기세포를 이용하여 힘줄을 재생하는 치료법이 시행되고 있는데 부작용이 적고 회복률도 좋아 각광받고 있다. 회전근개 봉합술 시 주입되는 지방줄기세포는 엉덩이에서 추출해낸 중간엽줄기세포로, 인체 내에서 다양한 조직으로 분화할 수 있는 능력이 있다. 채취 시간도 20분 정도로 짧아 고령 환자들도 부담이 적은 편이다.

실제 연구 결과를 통해서도 회전근개 파열의 줄기세포 치료 효과를 확인할 수 있었다. 강남 연세사랑병원 연구팀은 2012년부터 2013년까지 어깨 힘줄 파열이 있는 환자 60명을 대상으로, 30명은 기존 치료법인 '봉합술'만 시술하고, 나머지 30명은 봉합술 후 환자의 지방에서 추출한 줄기세포를 추가로 주입했다.

시술 결과 봉합술만 시행한 30명의 환자보다 줄기세포를 적용한 환자들의 회복률이 더 높게 나타났다. 봉합술을 시행한 30명의 환자 중 3명은 1년 후 재파열되었으나 줄기세포를 적용한 30명의 환자 중 단 1명만 재파열된 것으로 나타났다.

국내뿐만 아니라 해외에서도 어깨 회전근개 파열의 봉합술 치료와 더불어 줄기세포 치료를 적용하는 것에 대해 활발한 연구가 진행되고 있다. 지난 해 6월, 세계 정형외과 학술지 5위를 차지하고 있는 《Arthroscopy》에 〈어깨 질환 중간엽줄기세포 치료의 미래의 역할(The Future Role of Mesenchymal Stem Cells in the Management of Shoulder Disorders)〉이라는 제목의 논문이 발표되기도 했다.

해외 연구 결과에 따르면, 회전근개 파열 줄기세포 치료는 수술 후 12개월이 지났을 때 회전근개 재파열 빈도를 50% 이상 낮출 수 있는 것으로 나타났다. 또한 힘줄 재생에도 탁월한 효과가 있는 것으로 확인되었다.

자타공인 스포츠맨인 40세 회사원 박재현 씨는 여름에는 수상스키, 겨울에는 스노보드를 즐기는 게 그의 취미이자 삶의 즐거움이다. 회사 동료들에게 스노보드 타는 법을 가르쳐줄 정도로 실력파인 그는 올 겨울, 스키장이 개장하자마자 시즌권을 구입하고 매주 스키장을 찾아 보드를 즐겼다. 모자, 장갑, 스키복, 고글까지 차려 입은 재현 씨는 동료들과 함께 스키장을 찾은 그날도 멋있게 포즈를 취하며 스키장을 내려오고 있었다.

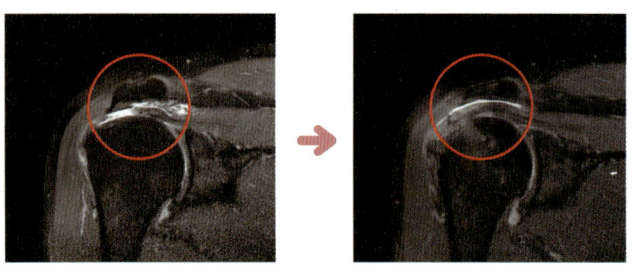

끊어졌던 회전근개가 줄기세포 치료 후 재생된 것을 확인할 수 있다.

봉합술과 줄기세포 치료 전후 MRI 사진

그러던 중 균형을 잃고 쓰러졌고 순간 왼손으로 바닥을 지탱했지만 중심을 잡지 못해 왼쪽 어깨를 땅에 세게 부딪히고 말았다. 그 후 급격한 통증이 지속되었다. 결국 고통을 참지 못한 재현 씨는 전문 병원을 찾았고 회전근개 파열이라는 진단을 받았다. 그는 파열된 회전근개를 봉합하는 수술을 받았으며 이후 줄기세포 치료도 함께 받았다.

봉합술과 함께 줄기세포 치료를 받은 지 1년 후 손상된 회전근개가 정상으로 회복되었으며, 어깨관절을 자유롭게 움직일 수 있게 되었다. 우려하던 회전근개 재파열은 나타나지 않았고, 전처럼 자유롭게 어깨를 사용할 수 있게 되었다. 덕분에 그의 스포츠 사랑은 계속 되고 있다.

평생 농사를 지으며 5남매를 키워낸 68세 농부 박만곤 씨는 늘 어깨, 무릎 등 관절 통증을 달고 살아왔다. 바쁜 농사일과 불편한 교통편으로 인해 병원 치료를 받지 못하던 그는 올해 들어 어깨 통증이 더욱 심해지는 것을 느꼈다.

고통이 점점 심해졌지만 5년 전에 겪은 오십견이 다시 재발한 것이라고 여기며 '견디면 나아지겠거니' 생각했다. 하지만 어느 날부터는 옷을 입고 벗기조차 힘들 지경에 이르렀고 밤만 되면 고통으로 잠 못 이루는 날이 많아져 도무지 참을 수가 없었다. 결국 병원을 찾은 만곤 씨는 회전근개 파열이라는 진단을 받았다. 그는 회전근개 치료를 위해 파열된 부분을 봉합하는 수술을 받았고, 힘줄 재생에 효과가 있는 줄기세포 치료도 함께 받았다.

봉합술과 더불어 줄기세포 치료 후 만곤 씨의 어깨 통증이 많이

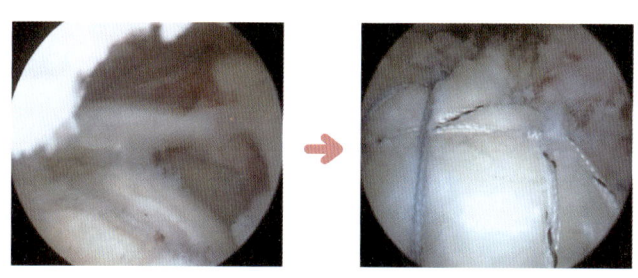

끊어졌던 회전근개가 잘 봉합되었다.

봉합술과 줄기세포 치료 전후 관절내시경 사진

줄었고 기능도 회복되어 어깨를 움직이는 데 불편함이 없어졌다. 특히 어깨 힘줄이 재생되어 이전과 같이 자유롭게 활동하는 것이 가능해졌다.

발목관절염
줄기세포 치료

흔히 관절염이라 하면 무릎에만 발생한다고 생각하기 쉬운데 관절염은 관절 어디에서나 나타날 수 있으며 그 종류는 무려 120여 가지나 된다. 당연히 발목에도 나타난다. 발에는 하루에 약 700T(체중 70kg, 1만 보 기준)의 무게가 가해진다. 연간 평균 300만 보 이상 씩 평생 지구 네 바퀴 반 정도를 걷는 것이다.

52개의 뼈와 60개의 관절과 근육, 인대, 힘줄 등으로 이루진 발을 레오나르도 다빈치(Leonardo da Vinci)는 '미학과 공학의 완성품'이라고 극찬했다. 발에 문제가 생기면 자세와 보행에 문제가 생기고 무릎, 골반, 척추 등 근골격계의 균형이 깨지며 다양한 관절통의 원인이 된다.

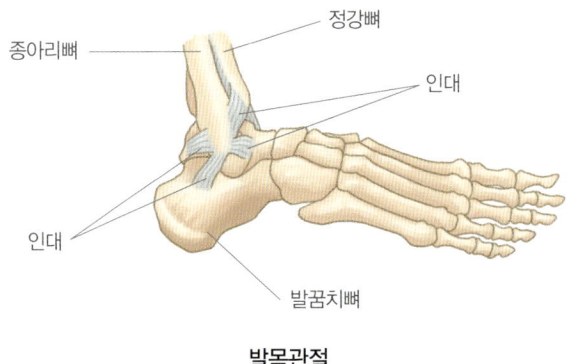

발목관절

외상으로 인한 발목관절염

퇴행이 주원인인 무릎관절염과 다르게 발목관절염은 외상으로 인한 경우가 많다. 발목관절에는 폭 5~10cm 정도의 인대가 있다. 발목이 삐는 발목염좌는 발목 바깥쪽에 있는 3개의 인대가 부분적

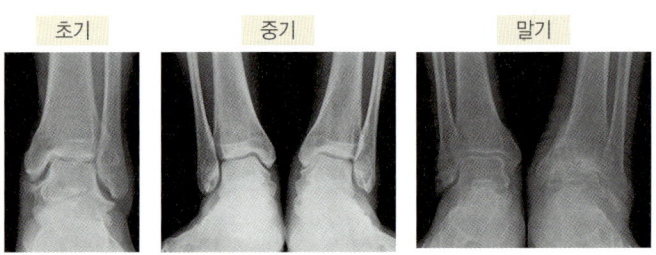

발목관절염 말기로 갈수록 발목이 붓고 모양이 변형됨을 알 수 있다.

발목관절염 X-ray 사진

으로 파열이 일어나는 것을 말한다. 발목 안쪽에도 인대가 있지만, 매우 튼튼한 구조로 되어 있기 때문에 대부분 발목염좌는 발목 바깥쪽에서 발생한다. 이러한 발목염좌나 발목 부위 골절의 후유증으로 연골이 손상될 때는 외상성관절염이 발생한다.

발목관절염은 무릎관절염보다 흔하지 않지만 통증이나 보행을 어렵게 해 무릎이나 허리까지 영향을 줄 수 있다. 외상성관절염으로 연골이 모두 닳아 없어지면 통증이 느껴지고 더 진행되면 발목이 항상 부어 있어 발목 모양도 점차 변형된다.

발목관절염 치료와 사례

발목관절염 초기에는 약물요법과 물리치료 등의 보존적인 요법과 수술요법으로 관절내시경 치료를 시행한다. 발목관절염의 수술적 치료법으로는 주로 미세천공술이 시행되었다. 미세천공술이란 손상된 연골 부위 아래에 구멍을 뚫은 뒤 이 구멍을 통해 골수세포가 나오도록 하여 연골 병변을 덮어주는 방법이다.

최근에는 미세천공술과 더불어 줄기세포 치료를 적용하여 통증을 줄여주고 발목 기능 회복과 빠른 연골 재생을 유도해 좋은 결과를 나타내고 있다.

실제 강남 연세사랑병원 연구팀은 퇴행성관절염 환자 25명을 대상으로 줄기세포 치료의 효과를 확인할 수 있었다. 2008년부터 2010년까지 발목관절 내 연골 손상이 있는 환자 65명을 대상으로, 34명은 기존의 치료법인 관절경적 미세천공술만 시술했으며, 31명은 미세천공술 후 환자의 지방에서 추출한 줄기세포를 추가로 주사했다.

시술 결과 줄기세포를 주입한 환자의 통증 지수가 3.2점으로 미세천공술만 받은 환자(4점)보다 낮았다. 관절 기능 지수는 82.6점으로 미세천공술 그룹(77.2점)을 앞섰다. 특히 연골 손상 범위가 넓은 50세 이상 환자에게서 더 큰 효과를 보였다. 이 연구 결과는 2012년 5월, 국제적인 정형외과 학술지 《The American Journal of Sports Medicine》에 게재되었다. 이와 같은 발목관절염의 지방 줄기세포를 이용한 치료법은 채취할 수 있는 세포의 양이 풍부하다는 장점이 있어 고령의 환자들에게도 시술할 수 있다.

축구 선수에 이어 지도자 생활까지 오랜 기간 운동해온 50세 박진성 씨. 그는 몇 년 전부터 발목 부분이 붓고 아픈 것을 느꼈고, 걸핏하면 발목을 접질리고는 했다. 다른 누구보다 운동, 특히 축구를 좋아하고 열심히 한 진성 씨는 발목 통증을 이겨낼 수 있으리라 생각하고 병원을 찾지 않은 채 찜질과 파스로 통증을 달랬다. 게다

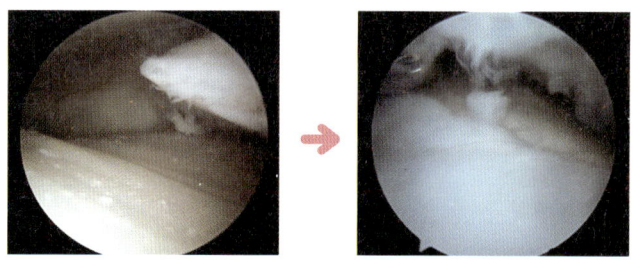

손상된 발목연골이 재생되었다.

줄기세포 치료 전후 관절내시경 사진

가 평소보다 활동 범위도 줄이고 발목에 무리가 가지 않게 생활했지만 통증은 더 심해졌다.

더 이상 참을 수 없는 고통에 병원을 찾은 그는 만성 발목염좌로 인한 발목관절염이라는 진단을 받았다. 수술이 필요하다는 의료진의 말에 진성 씨는 앞이 막막했다. 앞으로 운동을 제대로 할 수 있을지가 걱정되었기 때문이다. 하지만 의료진은 수술과 더불어 줄기세포 치료를 적용한다면 회복이 빠르고 연골 재생에도 효과를 볼 수 있다고 말했다. 이에 진성 씨는 발목관절염 치료를 위한 미세천공술과 함께 줄기세포 치료를 받았다.

1년 후 발목 통증이 많이 줄어들었으며 손상된 발목연골이 재생된 것도 확인할 수 있었다. 무리하지 않는 범위 내에서 좋아하는 축구도 계속 할 수 있게 되었다.

농구를 좋아해서 회사생활 틈틈이 농구를 즐긴다는 29세 최성제 씨는 6개월 전 착지 동작에서 발목을 삐어 반 깁스를 하고 찜질을 하는 등 치료를 받았다. 하지만 깁스를 풀자 이틀 뒤 다시 농구를 했고, 또 발목을 접질리고 말았다. 통증이 심하지 않아 며칠 동안 그냥 파스를 붙이며 낫기를 기다렸다. 그러던 어느 날 다친 발목이 심하게 부어 병원을 찾았다.

성제 씨의 병명은 발목연골손상이었다. 발목을 습관적으로 삔 탓에 발목관절의 연골이 손상된 상태였다. 그는 발목관절염 치료를 위해 미세천공술과 함께 줄기세포 치료를 받았다. 수술 후 6개월이 지나자 성제 씨의 발목 통증은 많이 줄어들었으며 붓기도 가라앉았다. 이전만큼은 아니지만 적당한 걷기와 운동도 가능하며 발목을 자유롭게 움직일 수 있게 되었다. 얼마 전 병원을 찾아 검사해본 결

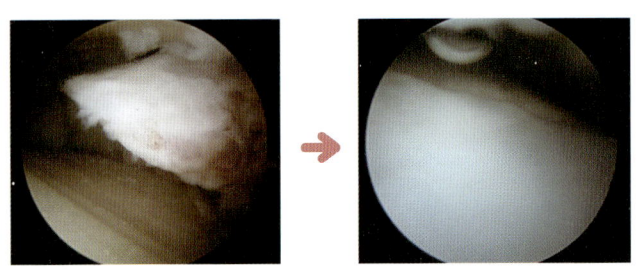

손상되어 거친 발목연골이 매끈하게 재생되었다.

미세천공술과 줄기세포 치료 전후 관절내시경 사진

과, 줄기세포 치료 이후 손상된 발목연골이 일부 재생된 것을 확인할 수 있었다.

허리디스크
줄기세포 치료

목에서부터 꼬리뼈까지 33개의 뼈로 이루어진 척추는 기둥에 비유될 만큼 우리 몸을 지탱하는 중심체다. 이 중심체는 직립보행의 부담을 고스란히 받는 곳이다. 반듯이 서 있을 때 3번 요추가 받는 압력은 누워 있을 때의 4배나 되고, 앉았다 일어나고 구부리는 등의 활동으로 허리가 받는 압력은 몇 배나 늘어난다. 때문에 세계인의 85%가 요통을 앓는다고 한다.

허리디스크는 추간판탈출증이라 불리는 질환으로, 척추 내 충격을 흡수하는 추간판의 섬유륜이 파열되어 그 수핵의 일부 또는 전부가 정상적인 위치를 탈출하는 것이다. 이 탈출된 수핵이 척수의 경막이나 신경근을 압박해 통증을 발생시킨다.

허리디스크는 추간판의 퇴행성 변화로 인해 발생한다. 30대 이후부터 추간판의 퇴행이 서서히 진행되면서 중장년층이 되면 허리디스크로 인한 통증을 느끼게 된다. 또한 심한 운동을 하거나 무거운 물건을 들어 올리는 동작 등 척추에 무리가 갈 수 있는 행동들도 허리디스크를 발생시키는 원인으로 작용한다.

허리디스크가 발생하면, 허리-엉덩이-다리-발 순서로 당기고 저리는 통증을 느끼게 된다. 허리를 숙이거나 앉아 있을 때 아프고

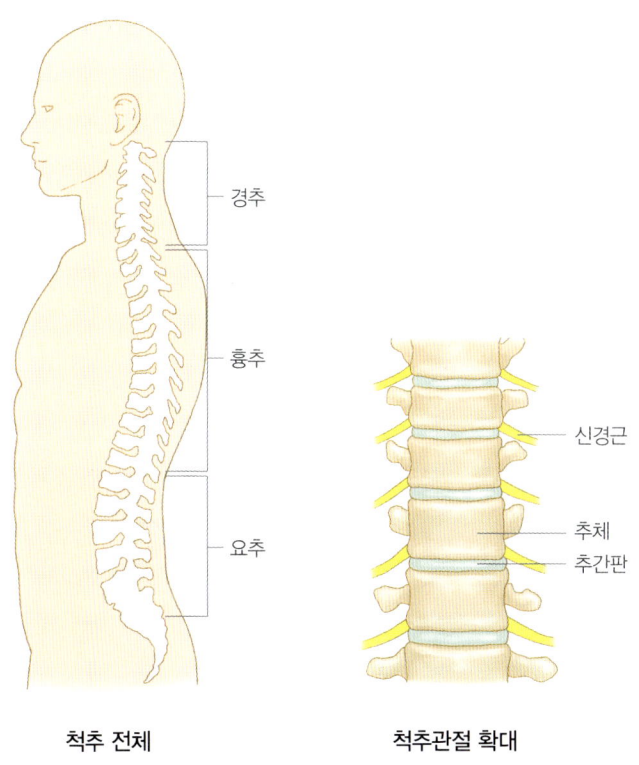

척추 전체 　　　　척추관절 확대

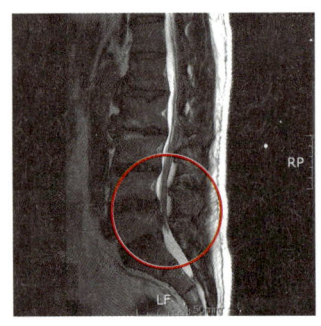 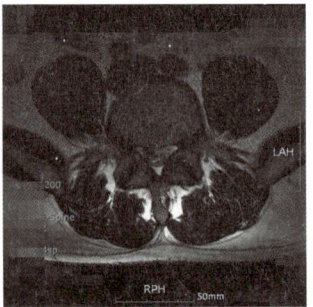

허리디스크 MRI

묵직한 느낌의 요통이 생기기도 한다. 재채기나 기침, 또는 배변 시 심한 통증이 있을 수 있다. 누워서 쉬면 통증이 줄지만 활동하면 다시 아파지는 경우도 있다. 만약 똑바로 누운 자세에서 무릎을 편 채로 다리를 한 쪽씩 들었을 때 조금만 움직여도 통증이 생기거나, 반대편에 비해 올릴 수 있는 각도가 낮다면 허리디스크일 가능성이 높다.

허리디스크를 비롯하여 척추관협착증, 골다공증 등의 척추질환은 조기 진단과 치료가 특히 중요하다. 그대로 방치하면 나이가 들어 누워서 생활하는 시간이 길어지며 폐렴 등의 2차 합병증이 발생할 가능성이 높다.

허리디스크 통증에 대한 줄기세포 치료

허리는 우리 몸의 대들보라 여길 만큼 매우 중요한 역할을 한다. 신체 머리뼈부터 골반뼈까지 연결하여 중심축을 이루고, 신체를 지지하여 평형을 유지하는 역할을 한다. 하지만 최근 잘못된 자세, 불규칙한 생활 습관, 비만 등 여러 가지 원인들로 인해 현대인들의 척추 건강이 위협받고 있다. 특히 허리디스크는 '국민병'으로 불릴 정도로, 중장년층뿐만 아니라 젊은층까지 발병하고 있어 주의가 필요하다.

허리디스크 질환을 앓는 현대인들이 늘어나면서, 허리디스크 치료법 또한 주목받고 있다. 특히 최근 허리디스크에도 줄기세포 치료가 시도되면서 의미 있는 결과들이 나오고 있다. 해외에서 발표된 논문에 따르면, 허리디스크에 줄기세포 치료를 시행했더니 통증 완화 및 신체 능력 개선 효과가 있다고 한다.

2011년 10월, 해외 세포 치료 분야의 세계적 권위 학술지인 《Transplantation》에 〈자가 중간엽 골수세포에 의한 추간판 복구(Intervertebral Disc Repair by Autologous Mesenchymal Bone Marrow Cells: A Pilot Study)〉라는 주제의 논문이 발표되었다.

이 논문을 통해 의미 있는 결과를 확인할 수 있다. 만성 퇴행성

디스크를 앓는 10명의 환자에게 배양된 자가골수 중간엽 줄기세포를 수핵 부위에 투여했다. 1년간 추적 관찰을 통해 통증 및 장애지수, 삶의 질 등을 임상 평가했다. MRI를 포함한 여러 결과들을 통해 디스크 높이와 체액 함량을 측정한 결과 줄기세포 치료의 가능성을 확인할 수 있었으며, 허리디스크의 통증 및 장애의 개선 효과를 볼 수 있었다.

줄기세포 치료 3개월 내에 통증 및 장애 정도가 확연히 줄어들었으며, 전체 통증 및 장애 지수가 약 85% 정도 향상되었다. 디스크 높이는 복구되지 않았으나 12개월 째 통증 및 체액 함량만 비교해도 효과가 있음을 알 수 있다.

또한 척추 분야의 최고 권위를 인정받고 있는 학술지 《SPINE》에 〈골수 중간엽줄기세포 투여를 통한 디스크 재생 치료(Disc Regeneration Therapy Using Marrow Mesenchymal Cell Transplantation)〉라는 주제의 논문이 발표되었다.

논문에 따르면, 퇴행성디스크를 가진 사람에게 골수줄기세포를 추출하여 수핵 내에 투여했다고 한다. 67세와 70세 2명의 여성 환자는 모두 허리 통증, 다리 통증, 감각 이상 등을 가지고 있었다. 이들에게 줄기세포 치료를 한 후 2년이 지난 뒤 경과를 살펴보았다. X-ray와 CT에서 두 환자 모두 추간판 진공현상이 호전됨을 알 수 있었다.

추간판 진공현상은 추간판의 기체가 고인 경우를 말하는데, 주로 나이가 많은 노인들에게서 발견된다. 나이는 추간판의 변성과 관련되어 있고 추간판 진공현상의 주원인은 노화에 따른 추간판 퇴행성 변화가 가장 일반적이다. X-ray와 CT 촬영을 통해 원판 사이 공간이 좁아지거나 진공현상이 호전되는 것을 확인할 수 있다.

또 MRI에서 줄기세포를 주입한 척추 디스크의 신호 강도가 높았으며 이는 수분 함수량이 높아진 것으로 알 수 있다. 요추부 디스크 불안정이 개선되었으며, 증상도 모두 완화되었다. 이렇듯 줄기세포 치료는 기존의 허리 통증을 완화시켜줄 것으로 기대된다.

Part 5

줄기세포 치료, 무엇이 다른가?

연골재생술과 줄기세포 치료의 차이

연골은 나이가 들어감에 따라 약화 및 손상되고 젊은층은 격렬한 운동이나 사고 등으로 연골에 문제가 발생한다. 연골 손상이 일어났을 때 가장 문제가 되는 것은 조기 발견이 어렵다는 것이다. 어떤 병이든 조기에 발견하여 치료하면 경과가 좋기 때문에 몸이 보내는 신호를 놓쳐서는 안 된다. 그 신호가 바로 통증이다.

그런데 유감스럽게도 연골에는 신경세포가 없기 때문에 통증을 느끼지 못한다. 연골이 닳아 없어져서 뼈와 뼈가 맞닿아 부딪치면 그제야 통증이 느껴진다. 게다가 연골은 혈관이 없어서 손상되어도 스스로 치유하지 못한다. 때문에 종종 말기 퇴행성관절염으로 악화된 상태에서 병원을 찾는 경우가 많다. 이때는 결국 연골대신 인체에 해가 없는 금속이나 세라믹으로 만든 인공관절물을 넣어 무릎관절의 통증을 없애주고 운동 범위를 확보하는 인공관절치환술을 받는다.

하지만 최근에는 연골이 손상되기 시작하면 재생시킨다는 목적으로 치료하고 있다. 연골이 모두 닳아 말기 퇴행성관절염으로 악화되기 전에 남은 연골의 회복을 도와주는 연골 재생술은 연골의 손상 범위에 따라 미세천공술, 자가골연골이식술, 자가연골세포배양이식술의 3가지로 나뉜다.

연골 손상 부위가 $2cm^2$ 이하일 때, 미세천공술

미세천공술은 말 그대로 뼈에 미세한 구멍을 뚫는 치료법으로 연골 손상 부위가 $2cm^2$ 이하로 작을 때 할 수 있다. 연골 밑에 있는 뼈에 미세한 구멍을 여러 개 뚫고 그곳에서 나온 혈액 성분을 연골로 분화시켜 손상된 부위를 덮는 방식이다.

이 치료법은 골절되었을 때 새로운 뼈가 만들어져서 골절 부위가 유합되는 원리를 이용한 것이다. 인위적으로 만든 구멍이나 골절 부위에 정상 연골과 비슷한 연골이 만들어져서 손상된 부위를 채우는 치료법이다.

다만 미세천공술은 원래의 초자연골(硝子軟骨, 유리연골)이 아닌 섬유성연골로 재생되기 때문에 정상 연골 강도의 60% 정도 수준이다. 따라서 수술 후 주의는 물론 재활이 중요하다.

연골 손상 부위가 5cm^2 이하일 때, 자가골연골이식술

손상된 연골 부위가 크면 미세천공술로 치료할 수 없다. 이때 자가골연골이식술을 시행하는데 이 치료법은 연골 손상 부위가 5cm^2 이하일 때 할 수 있다.

연골이 없는 부위에 새로운 연골을 이식하는 수술법으로 건강한 무릎연골 중에서 체중을 받지 않는 연골을 떼어내 손상된 연골을 복원시키는 것이다.

뼈와 연골을 함께 채취해 손상된 부위에 이식하는 것은 전통적인 연골이식 방법이다. 이식하는 연골은 환자의 살아 있는 조직이기 때문에 시간이 지날수록 튼튼해지고 거부 반응 등 부작용이 거의 없다.

영구 사용 가능한 자가연골세포배양이식술

자가골연골이식술처럼 연골 손상 부위가 5cm^2 이하일 때 할 수 있는 치료법이다. 연골 손상 부위에 자신의 연골을 바로 이식하는 자가골연골이식술과 달리, 손상된 연골 부분에 자신의 연골세포를 떼어내 배양한 뒤 그것을 손상 부위에 이식해 연골을 재생시키는 치료법이다. 즉, 관절내시경으로 정상 연골 부분의 연골세포를 소량 채취하여 실험실에서 2~6주 동안 수백 배로 증폭 및 배양한 뒤 이식하는 방법이다.

그동안 초기 관절염이나 연골 손상의 치료법은 매우 제한적이어서 물리치료나 약물요법, 연골주사 등을 이용하다가 점점 심해지면 마지막 카드인 인공관절수술을 받기에 이른다. 인공관절수술의 정확한 표현은 인공관절치환술이다. 인공관절치환술이란 말 그대로 망가진 무릎관절에 인공관절을 본래의 관절 대신 삽입하는 시술이다. 즉, 환자의 썩거나 파괴된 관절 또는 골절을 제거하여 인체에 해가 없는 금속이나 세라믹 등으로 만들어진 인공연골로 대치시키는 치료법이다. 연골은 재생되지 않는다고 여겼기 때문에 이 시술을 시행했다.

하지만 제한적이기는 하나 연골은 재생이 가능하다. 그것을 이용한 것이 바로 자가연골세포배양이식술이다. 이 시술법은 자신의 연골세포를 일정 기간 배양해 사용하기 때문에 이물질 반응이나 거부 반응 등의 부작용이 거의 없고, 일단 재생되기만 하면 영구적으로 자신의 연골과 관절이 된다. 그러므로 인공관절을 이식할 때처럼 이식연골세포의 수명에 대한 걱정이 필요 없다. 또 손상된 연골이 재생되어 관절염의 진행을 막을 수 있다.

하지만 연골 손상의 부위와 크기, 환자의 나이에 따라 연골 재생과 회복 속도에서 차이나기 때문에 연골 재생 능력이 비교적 뛰어난 초기, 55세 이전, 그리고 비교적 몸무게가 많이 나가지 않는 환자에게 효과적이다.

초기 퇴행성관절염은 대부분 내측 관절면의 연골부터 손상이 오기 때문에 초기 연골 손상 부위에 자가골연골이식술을 시행하면 퇴행성관절염으로 인한 통증도 줄이고, 관절염 진행도 막을 수 있다. 현재까지 연골이식이 가능한 크기는 $5cm^2$ 정도다.

반면 연골 손상이 심하거나 무릎 뼈까지 관절염을 앓는 환자의 경우에는 연골세포가 부실해서 세포 증식이 쉽지 않고, 손상 부위가 너무 크면 몸의 무게를 견딜 지지체를 함께 이식해야 하기 때문에 수술하기 어렵다.

그동안 자가연골세포배양이식술은 배양된 연골세포를 이식할 때 수술 절개 부위가 20cm 정도로 매우 길었다. 또 이식된 연골세포가 손상 부위에서 흘러내리기도 하여 이를 막기 위해 골막을 사용했다. 하지만 최근에는 생체 접합체를 이용해 젤리 형태로 개선되어 이식한 연골이 3분 정도 지나면 고체형으로 굳어 흘러내리는 문제점이 많이 해결되었다. 이식을 위한 수술 절개 부위는 3~5cm로 최소 침습술이 가능해져 수술 시간도 30분 정도로 짧아지고 흉터도 줄었다. 강남 연세사랑병원은 2004년부터 지금까지 190명에게 시술했다. 이중 65명에게 2차 진단 관절내시경 검사를 한 결과 90% 이상의 환자에게서 생착률을 확인한 바 있다.

연골재생술의 한계를 극복한 줄기세포 치료

줄기세포 치료의 과정을 간단하게 살펴보면, 먼저 환자의 엉덩이뼈나 복부 등에서 골수·지방을 채취하여 원심분리기로 농축 및 분리한다. 이 과정에서 연골 재생을 돕는 줄기세포·성장인자·단핵세포 등을 모은 후 이를 손상된 연골 부위에 관절내시경이나 주사로 직접 주입한다.

이와 같은 자가골수줄기세포 치료와 함께 타가줄기세포 치료법인 제대혈줄기세포 치료가 있다. 제대혈줄기세포를 이용하는 방법은 미리 만들어진 줄기세포 치료제를 주입하는 것이 자가골수줄기세포 치료법과 다른 점이다. 태아의 제대혈에서 유래하는 줄기세포를 이용하므로 자가골수줄기세포보다 노화가 덜 된 상태다. 따라서 연골이 많이 닳아 있는 퇴행성관절염 환자에게도 시술할 수 있다. 아울러 품질 자체가 일정하고 치료 효과도 빠르다.

이런 줄기세포 치료법은 기존의 연골재생술보다 한 차원 업그레이드되는 것 이상의 효과를 기대할 수 있다.

내구성의 한계를 넘어서다

기존 연골재생술과 줄기세포 치료의 가장 큰 차이점은 재생되는 연골에 있다. 기존의 연골재생술로 새롭게 만들어진 연골은 환자가 원래 가지고 있던 연골과 조금 다르다. 실제 정상 연골은 초자연골이라는 조직인 반면, 연골재생술로 만들어진 연골은 섬유성연골이다.

섬유성연골은 초자연골이 가진 내구성의 60% 정도 수준밖에 되지 못해 약하다는 한계가 있었다. 그래서 연골재생술은 수술이 잘 되었어도 몇 년 후 증상이 재발할 수 있기 때문에 꾸준한 재활 치료가 필요하다.

이와 달리 줄기세포 치료를 통해 재생되는 연골은 초자연골과 거의 같아 강도와 내구성이 좋다.

치료 범위의 한계를 넘어서다

기존의 연골재생술은 연골 손상 범위가 비교적 작을 경우(1~4cm^2)에만 시행된다. 따라서 중기 이후의 관절염이라고 해도 연골이 절반 정도 남아 있는 고령 환자는 치료가 애매했던 게 사실이었다.

반면, 줄기세포 연골치료법은 연골 손상 및 결손 환자뿐 아니라 퇴행성관절염 환자까지 모두 치료할 수 있다. 1,000원짜리 지폐 절반 크기인 10cm^2 정도의 연골 손상까지 치료할 수 있으므로 퇴행성관절염 중기 이상의 환자도 시술할 수 있다.

적합성의 한계를 넘어서다

기존의 연골재생술 중 자가연골세포배양이식술은 환자의 정상 연골조직으로부터 세포를 분리하여 시험관에서 연골세포를 배양, 증폭시켜 이식하는 치료술이다. 그러나 이는 환자의 조직량, 연령, 시험관적 배양 과정 중 연골세포 특성 변화 등으로 인해 사용하기에 한계가 있었다.

줄기세포 치료에 사용되는 성체줄기세포의 특징은 손상된 조직을 대체하기 위해 그 조직으로 분화한다는 것이다. 간암에 걸린 환자의 간을 일부 절제하면 간은 다시 정상적인 크기로 재생한다. 이를 가능하게 하는 것도 줄기세포인데, 연골에 투입된 줄기세포 역시 같은 기능을 한다. 재생되는 연골 자체가 자연 연골에 가까운 최적의 조건을 갖추었으므로 치료 효과가 좋아 환자의 삶의 질을 크게 높일 수 있다.

기존 치료법에 더해진
줄기세포 치료

줄기세포 치료는 다양한 치료법에 접목할 수 있다. 휜 다리를 교정하거나 어깨 회전근개 파열 수술 등에 줄기세포 치료법을 활용하면 더욱 빠른 회복을 기대할 수 있다.

휜 다리 교정술과 줄기세포 치료

흔히 O자다리 또는 안짱다리로 불리는 휜 다리는 똑바로 선 상태에서 양 무릎 사이 간격이 5cm 이상일 경우를 말한다. 정확한 병명은 '내반슬'이다. 이는 잘못된 생활 습관으로 인해 무릎 안쪽 연골이 손상되어 일어날 확률이 높다. 바깥쪽은 그대로인데 유독 안쪽 연골만 많이 닳아서 다리가 휘어 보이는 것이다. 휜 다리는 남성보다 여성, 서양보다 동양, 입식보다 좌식 생활에서 많이 나타난다.

퇴행성 O자다리는 폐경 이후 여성에게 많이 나타난다. 폐경 이후 여성호르몬이 줄어 골밀도가 감소하고 체중이 불어나면 무릎 안쪽 연골부터 망가지는 것이다. 인체의 뼈는 무기질과 유기질로 구성되어 있으며 노화의 과정을 거치면서 무기질과 유기질이 자연적으로 감소한다. 특히 폐경기 이후 여성은 에스트로겐이라는 호르몬이 없어지면서 갑자기 골밀도가 낮아져 뼈가 약해진다. 그 결과 뼛속의 구멍이 커지고 뼈의 두께가 얇아져 퇴행성 O자다리로 진행되기 쉽고 가벼운 충격에도 쉽게 골절하는 골다공증에 걸린다.

쪼그려 앉는 좌식 생활을 하는 한국인은 서양인보다 O자다리 위험이 크다. 근력이 약하고 골반이 넓어서 하체의 무게중심이 안쪽으로 쏠려 있는 여성이 남성보다 더 취약하다. 게다가 한국 여성들은 오랜 시간 무릎을 꿇은 상태에서 걸레질을 하거나 쪼그려 앉는 것이 습관화되어 있어서 가뜩이나 뼈가 약해지는 폐경기 이후에 설상가상으로 퇴행성 O자다리 환자가 늘어나는 것이다. 좌식 생활을 오래하면 무릎 안쪽에 무게를 많이 받아서 허벅지뼈와 종아리뼈 사이에 있던 무릎연골의 안쪽이 닳게 된다.

강남 연세사랑병원 연구팀은 폐경이 다리 각도 변화에 미치는 영향을 조사한 바 있다. 관절염 증상으로 내원한 41~60세의 여성 환자 200명을 대상으로 무릎관절을 X-ray로 촬영한 다음 허벅지뼈와 정강이뼈가 맞물리는 각도를 측정했다. 조사 결과 두 뼈의 각도는 폐경 전 여성의 경우 평균 5.8°였으며 폐경 후 여성은 평균 6.9°를 기록했다. 폐경을 전후해 여성들의 다리 각도가 벌어지게 된다는 것을 확인할 수 있었다.

문제는 이렇게 휜 다리는 그저 보기 흉한 정도로 그치는 것이 아니라 무릎과 다리 건강에 치명적이라는 점이다. 휜 다리 상태가 지속되면, 무릎관절에 실리는 무게의 균형이 무너져 무릎관절 안쪽에 실리는 체중 부담이 증가해 관절의 퇴행성 변화를 촉진시킨다. 무릎에 무게가 가해지면서 관절 전체로 그 파장이 분산되는데, 이는 결국 퇴행성관절염과 연골판 파열 등으로 악화된다. 이와 더불어 골반이 처지기도 하고 척추가 굽어 어깨가 결리는 등 각종 관절 질환 및 골격 질환을 초래하게 된다.

연골은 쓰면 쓸수록 닳는 소모성 조직이기 때문에 이미 닳기 시작한 연골은 충격을 받는 만큼 손상이 빨라진다. 때문에 수술로 휜 다리의 각도를 교정해 근본적인 원인을 해결해야 한다.

교정술은 안쪽으로 기울어진 다리를 곧게 펴줌으로써 안쪽 연골 손상을 방지한다. 양쪽 무릎이 5cm 이상 벌어진 상태에서 일상생활이 힘들 만큼 통증이 있으면 근위경골절골술을 해야 한다. 이는 똑바로 선 자세에서 다리를 따라 일직선을 그었을 때 무게를 받아야 할 무릎이 옆으로 비껴 있는 것을 바로 잡는 수술이다. 무릎관절 자체를 수술하는 게 아니라 무릎관절 안쪽에 가해지는 압력을 분산시킴으로써 통증을 감소시키고 관절의 수명을 연장시킨다.

종아리뼈 윗부분 안쪽의 뼈를 절개해서 5~13mm 정도 벌린 뒤 인공뼈를 넣는 수술이며, 하체가 받는 무게를 분산시켜 준다. 인공관절수술에 쓰는 내비게이션 기법으로 정교하게 수술한다. 수술 시간은 1시간 내외이며, 보통 6주 뒤에 정상 보행을 할 수 있다. 절골

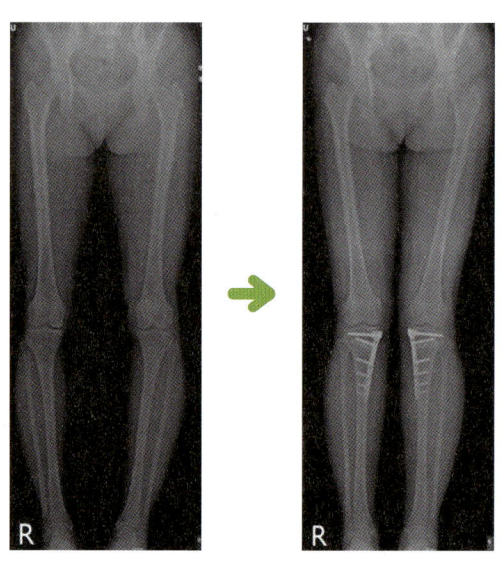

휜 다리 교정술 후 O자다리가 교정된 것을 알 수 있다.
휜 다리 교정술과 자가줄기세포 치료 전후 X-ray 사진

술만 하면 10년 정도 지나 다시 O자다리가 될 수 있는데 이와 함께 추가로 줄기세포 치료를 병행해 연골을 재생시킨다.

휜 다리 교정술과 더불어 자가줄기세포 치료를 병행하면 인공관절수술과 달리 자기 관절을 보존하고 손상된 연골의 재생을 도모하므로 수술 후에도 무릎을 굽히는 데 지장이 없으며 심한 운동도 가능하다. 한편, 줄기세포 치료 시 환자의 혈액을 약간 뽑아서 분리해 낸 PRP를 주사해 더 많은 줄기세포가 연골에 자리 잡도록 하기도 한다.

어깨 회전근개 파열 봉합술과 줄기세포 치료

중년층 어깨 질환의 68%를 차지할 만큼 흔히 나타나는 질환 중 하나가 회전근개 파열이다. 회전근개 파열은 어깨를 감싸고 있는 회전근개가 노화 및 무리한 운동이나 외부의 충격으로 변성되고 파열되는 증상을 말한다. 회전근개란 어깨를 감싸고 있는 힘줄로, 4개의 힘줄을 합해서 부르는 명칭이다.

특히 회전근개 중 가장 위에 있는 극상건이라는 힘줄이 가장 많이 파열된다. 이는 노화로 인한 어깨 힘줄의 퇴행성 변화나 격렬한 운동이 주원인으로, 40대를 전후해 발생하게 되며 연령대가 높아질수록 발생 빈도가 높아진다.

회전근개 파열의 증상은 50대 이후 많이 나타나는 퇴행성 어깨 관절막 질환인 오십견과 비슷하기 때문에, 환자들은 나이가 들어 으레 아픈 것이거니 하는 마음으로 치료하지 않고 방치하는 경우가 많다. 하지만 회전근개 파열을 치료하지 않고 방치하게 되면, 손상 부위가 점점 커져 수술로도 봉합할 수 없는 상태가 된다. 심지어 변성된 힘줄이 안으로 말려들어가 결국 팔을 사용할 수 없게 되는 지경까지 이른다. 따라서 이상을 느꼈을 때 적극적인 검진과 치료를 받는 것이 중요하다.

회전근개 파열의 대표적인 증상으로는 어깨 부위 통증과 근력 감소다. 팔을 올릴 때 통증이 느껴지다가 완전히 팔을 올리면 통증이 사라지기도 하며, 기지개를 켜거나 머리를 묶는 등 팔을 뒤로 하는 동작을 하기 힘들어진다. 특히 밤에 통증이 심해져 잠을 청하기 힘들며, 아픈 쪽으로 눕기가 상당히 불편해진다.

회전근개가 완전 파열된 경우가 아니라면 통증이 간헐적으로 나타난다. 때문에 단순한 근육통으로 여기다가 완전히 찢어져서 극심한 통증을 느끼고 병원을 찾게 되는 경우가 많다.

회전근개가 완전 파열되지 않았다면 체외충격파와 주사 용법, 근력 강화 운동 등 비수술적인 방법으로도 치료가 가능하다. 하지만 이미 찢어져 완전 파열된 상태라면 관절내시경을 이용해 봉합해야만 한다.

관절내시경으로 어깨에 작은 구멍을 낸 뒤 관절내시경에 설치되어 있는 초소형 카메라를 통해 관절의 문제가 되는 부위를 직접 관찰한다. 실시간으로 직접 관찰할 수 있어 CT나 MRI로도 파악할 수 없는 부분을 보다 정확하게 진단할 수 있다. 아울러 관절내시경을 통해 힘줄이 찢어진 곳을 발견하는 즉시 봉합하는 수술이 가능하다. 특히 가는 관절내시경을 이용하기 때문에 최소 부분만 절개하며, 주변 조직을 거의 손상시키지 않아 입원 기간이 짧고 회복 기간도 빠르다.

최근에는 봉합술과 더불어 줄기세포를 이용해 힘줄을 재생하는 치료법은 부작용이 적고 회복률도 좋아 각광받고 있다. 회전근개 봉합술에 주입되는 지방줄기세포는 엉덩이에서 추출해낸 중간엽줄기세포로, 인체 내에서 다양한 조직으로 분화할 수 있는 능력이 있다. 지방 전체 세포 수의 약 10~20% 정도가 중간엽줄기세포로 이루어져 있어, 비교적 많은 양의 줄기세포를 얻을 수 있다. 채취 시간도 20분 정도로 짧아 고령 환자들도 부담이 없다.

실제 연구 결과를 통해서도 회전근개 파열의 줄기세포 치료 효과를 확인할 수 있었다. 강남 연세사랑병원 연구팀은 2012년부터 2013년까지 어깨 회전근개 파열이 있는 환자 60명을 대상으로, 30명은 기존 치료법인 '봉합술'만 시술했고 나머지 30명은 봉합술 후 환자의 지방에서 추출한 줄기세포를 추가로 주입했다.

시술 결과 봉합술만 시행한 30명의 환자보다 줄기세포를 적용한 환자들의 회복률이 더 높았다. 봉합술을 시행한 30명의 환자 중 3명이 1년 후 재파열이 된 반면, 줄기세포를 적용한 30명의 환자 중 단 1명만이 재파열되었다.

PRP 치료와 줄기세포 치료

강남 연세사랑병원 관절연구소의 연구 결과, 무릎관절의 지방줄기세포에 PRP, 즉 혈소판풍부혈장을 첨가하면 첨가하지 않은 줄기세포에 비해 증식률이 최대 14배 향상되는 것으로 나타났다. 줄기세포를 이용한 연골 재생 치료가 본격화되면 비약적으로 향상된 결과를 나타낼 것으로 예상된다.

	적용 시기	적용 범위	치료 방법	특징
PRP 주사	관절염 초·중기	연골 손상 범위가 4cm² 이하일 때	혈액에서 혈소판을 분리하여 손상된 연골에 주입	• 일주일에 1회씩 총 3회 시술 • 1달 뒤부터 효과가 나타나 1년~1년 6개월가량 지속
미세 천공술	관절염 중기	연골 손상 범위가 2cm² 이하일 때	손상된 연골 아래 뼈에 미세한 구멍을 뚫어서 나온 혈액 성분을 연골로 분화시켜 손상 부위에 도포	• 본래 연골 기능의 약 60% 회복
자가골 연골이식	관절염 중기	연골 손상 범위가 5cm² 이하일 때	손상 부위 이외의 건강한 연골을 떼어 손상 부위에 이식	• 이식을 위해 연골을 떼어낸 부위의 손상 가능성 있음
자가 연골세포 배양이식	관절염 중기	연골 손상 범위가 5cm² 이하일 때	자가연골세포를 추출 및 배양하여 손상 부위에 이식	• 2회 시술 • 부작용 거의 없음
인공 관절	관절염 말기	연골 손상 범위가 심할 때 적용	금속, 세라믹 등으로 만든 인공관절 이식	• 수명 약 15년 • 말기 관절염으로 걷기 힘든 환자에게 적용
자가 줄기세포 연골 재생	관절염 초·중기	연골 손상 범위가 2~10cm²일 때	환자의 줄기세포를 채취하여 손상 연골에 주입	• 자가줄기세포로 부작용 거의 없음 • 치료 가능한 손상 부위의 폭이 넓음 • 원래 연골과 유사한 연골 재생

관절염 치료법의 종류와 특징

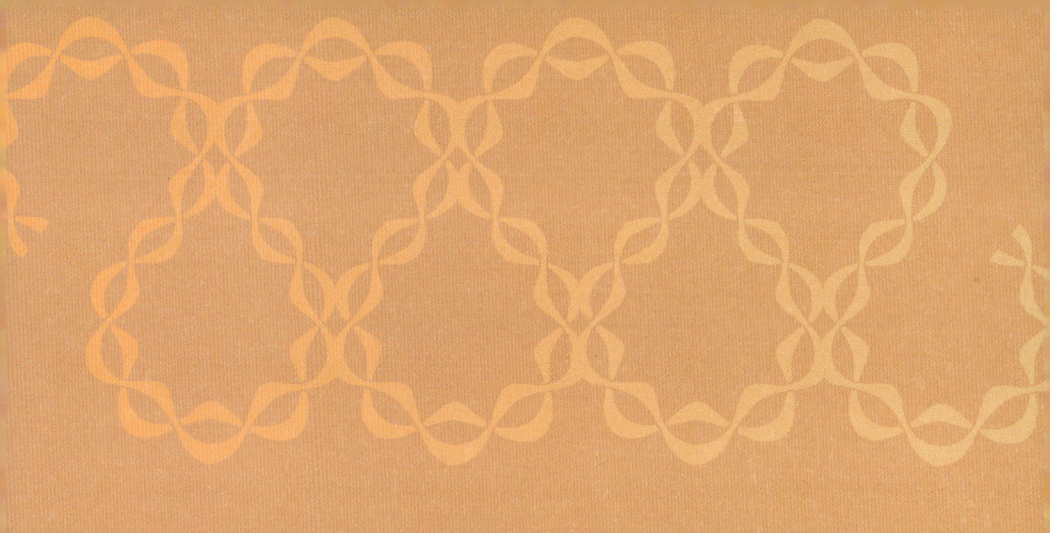

Part 6
관절 건강 지키는 법

닥터고의
관절 관리 7계명

줄기세포 치료를 끝낸 뒤에는 대개 6주면 일상생활이 가능하고 빠르면 3~6개월, 보통은 1년 정도 지난 다음 연골이 재생된 모습을 MRI 검사로 확인할 수 있다. 치료 경과에 차이가 나는 것은 환자의 나이를 비롯하여 채취할 수 있는 줄기세포 양, 줄기세포 재생 능력 등에 따라 경과가 다르기 때문이다.

일상생활을 할 수 있을 때부터는 생활 속에서 관절을 관리하는 습관을 들이도록 한다. 매일의 사소한 습관이 일생을 좌우한다. 관절을 튼튼히 하기 위한 대단한 방법은 없다. 올바른 생활 습관으로 꾸준히 관절을 관리하면 관절염의 치료 효과가 높아지며 예방 효과도 거둘 수 있다.

관절을 위해 운동하라

관절염 줄기세포 치료 후 약 일주일 간 목발을 사용하는 환자도 있으나 대부분 6주 정도 지나면 일상생활뿐만 아니라 가벼운 운동을 시작할 수 있다. 이때부터 적절한 운동을 하는 것이 좋다. 관절염 환자는 운동하면 안 된다고 생각하는 사람들이 많지만, 오히려 관절염 환자일수록 운동을 해야 한다. 운동을 하지 않을수록 무릎관절은 더 굳어진다. 관절염이 있는 사람들은 무릎 주변의 근육이 말라 있다. 바꿔 말하면 당장 관절염 증상을 느끼지 못하는 사람이라도 근육이 말라 있는 사람은 관절염에 걸리기 쉽다. 따라서 운동을 통해 다리 근육을 단련해야 한다.

운동은 관절염을 악화시키는 비만을 예방하는 데도 도움이 된다. 체중을 5kg 줄이면 무릎관절염 발생 위험이 약 50% 감소하는 것으로 보고되어 있다. 관절염 환자는 관절의 뻣뻣함이 적은 늦은 아침이나 이른 낮 시간에 운동하는 것이 바람직하다. 운동을 시작하기 전 반드시 스트레칭을 해서 굳은 관절을 풀어줘야 한다. 관절에 좋은 운동은 수영과 걷기이며 일주일에 3번, 1시간 정도 하는 것이 좋다. 무리한 운동은 절대 금물이며 운동을 하다가 관절이 붓고 열이 난다면 관절에 무리가 왔다는 신호이므로 바로 운동을 중단해야 한다. 단, 관절에서 열이 나지 않고 단순히 붓기만 했을 때에는 운동을 해도 괜찮다. 관절에 열이 날 때는 냉찜질을 해서 부기를 가라앉힌다. 관절에서 열이 나는데 뜨거운 찜질을 하면 염증을 더욱 악화시키므로 주의한다.

골다공증을 예방하여 관절염을 막아라

뼈가 약해지는 골다공증은 관절염과 뗄 수 없는 관계다. 병원 검진 결과 골다공증으로 판정받은 사람은 적극적인 약물요법을 해야 한다. 골다공증에 걸릴 위험성이 높은 사람은 골밀도가 낮은 사람, 가족력, 갱년기 여성, 위장장애가 있는 사람, 스테로이드·혈전 용해제·정신과 제재의 만성복용자, 갑상선 질환자, 흡연자 등이다.

골다공증 예방을 위한 생활 습관으로 가장 중요한 것은 체중 부하 운동이다. 일정한 강도로 잘 다져놓은 시멘트가 튼튼한 것과 같이 뼈와 관절에도 적절한 무게가 있는 운동으로 자극을 주어야 건강해진다. 걷기, 계단 오르기, 조깅 등이 좋다.

뼈를 튼튼하게 하는 비타민 D의 체내 합성을 위해 하루 20분 정도 햇볕을 쬐는 습관을 들인다. 이때 햇빛이 너무 강한 낮 시간은 피하도록 하자.

매일 우유를 마시는 것도 좋은 골다공증 예방법이다. 우유

200ml에는 200mg의 칼슘이 들어 있는데 이는 성인이 하루에 섭취해야 할 칼슘양의 5분의 1이다.

숙면을 취하라

수면 부족으로 인한 스트레스는 관절염 치료의 독이다. 우리가 잠을 자는 동안 면역 시스템이 작동한다. 그런데 충분히 잠을 자지 못하거나 자다가 깨는 등 수면의 질이 나쁜 날이 지속되면 교감신경이 피로해져서 긴장감과 신경질이 늘어나고 신장의 피로가 누적되어 면역 시스템이 약해진다. 면역 시스템이 제대로 작동하지 못하면 관절염을 악화시키게 되므로 하루 7~8시간 숙면을 취하는 습관을 들인다. 그러기 위해 낮에 적극적인 육체 활동을 하며 커피, 녹차 등 카페인이 함유된 음료를 끊고 중추신경을 자극하는 영화나 TV를 밤늦도록 보는 습관은 피한다.

싱겁게 골고루 먹어라

관절 건강을 위해 올바른 식습관을 들이는 것도 중요하다. 관절염 환자는 물론 관절염 예방을 위해서도 가장 멀리 해야 할 식습관은 짜게 먹는 것이다. 소금의 나트륨 성분은 체내에서 혈관과 체액세포에 녹아 물을 계속 끌어당겨 몸을 붓게 만든다. 만약 관절이 약한 사람이라면 관절의 부기를 더욱 심하게 할 수 있다. 술과 고기를 즐기는 식습관은 통풍을 유발하기 쉽다. 통풍은 단백질과 알코올에 함유된 퓨린이라는 성분이 요산으로 변해 관절에 쌓이는 병으로 술과 고기를 즐기는 장년층 남성들이 잘 걸린다. 관절염을 예방하기 위해서는 하루 2L 정도의 수분을 섭취하여 혈중 요산 수치를 낮추고 신진대사를 활발하게 해야 한다. 영양소를 골고루 섭취하되 칼로리와 염분이 높은 인스턴트식품이나 가공식품은 피한다. 칼로리가 낮고 칼슘의 흡수에 필수적인 비타민이 풍부한 녹황색채소, 잡곡, 과일, 해조류 등을 즐기는 식습관을 들이는 것이 바람직하다.

적정 체중과 허리둘레를 유지하라

비만은 대표적인 관절염 위험 인자다. 특히 복부비만은 척추관절의 균형을 무너뜨린다. 체중이 1kg 늘어날 때마다 무릎에는 2~3배의 무게가 가해진다. 비만의 척도인 체질량 지수(체중÷키^2)를 25kg/m^2 이하로 유지한다. 예를 들어 체중이 70kg이고 키가

160cm(1.6m)라면, 70(kg)÷1.6^2(m)=27.3(kg/m^2)으로 과체중이다. 허리둘레는 남성은 90cm(36inch), 여성은 85cm(34inch)가 넘지 않도록 한다.

매주 온찜질을 하라

관절염 환자는 일주일에 1~2번 정도 40~42°C 온도의 물에서 10~15분 동안 온욕을 하는 게 좋다. 온찜질은 혈액순환을 돕고 근육을 이완시켜 관절의 통증을 완화시킨다. 하지만 외출 또는 일을 하고 난 뒤 무릎에 열이 있거나 부기가 있을 때에는 냉찜질을 해야 한다.

평상시 바른 자세를 취하라

관절 건강을 위해서는 몸의 균형을 유지하는 바른 자세가 중요하다. 몸이 균형을 잃고 어느 한쪽에 무게가 치우치면 그 무게를 지탱하는 관절에도 문제가 생기게 마련이다.

관절을 살리는 바른 자세는 다음과 같다.

- 오래 서 있어야 할 때는 벽돌 한 장 높이의 받침대에 한쪽 발을 번갈아 얹는다. 허리를 바로 세우고 가슴을 펴고 턱을 당겨 바르게 선다. 한쪽 발을 앞으로 내밀고 무릎을 살짝 구부린다.
- 의자에 앉을 때는 허리를 곧게 펴고 엉덩이를 의자 깊숙이 넣고 허리와 등을 등받이에 대 체중을 분산시킨다.
- 오랫동안 고개를 숙이거나 젖히는 행동은 하지 않는다.
- 한 손에만 물건을 들지 않고 두 손으로 든다.
- 짐을 옮길 때는 두 다리에 체중을 분산시키며 유연하고 조심스럽게 움직여야 한다. 선 채로 허리를 숙여 물건을 든다면 관절에 무리를 준다. 무릎을 굽힌 뒤 물건을 몸에 바짝 붙이고 등을 편 상태에서 다리 힘을 써서 들어올린다.
- 바르게 앉고 오래 앉아 있지 않는다.
- 좌식보다는 의자에 앉아 생활을 한다.
- 몸을 늘 따뜻하게 해서 관절 강직을 예방한다.
- 실내 습도를 낮춘다. 습도가 높을수록 관절이 부어오른다.

TIP 관절 건강에 좋지 않은 자세

- 장시간 책상다리를 하거나 쪼그려 앉아 있기
- 다리 꼬고 앉기
- 운전할 때 뒤로 기대앉아 다리를 쭉 뻗고 액셀러레이터 밟기
- 쪼그리고 앉아 빨래하기
- 소파나 의자에 앉을 때 비스듬하거나 구부정한 자세로 앉기
- 휴대전화나 지갑을 뒷주머니에 넣고 다니기
- 휴대전화 또는 MP3를 목에 걸기
- 높은 베개 사용하기
- 장시간 머리와 목을 앞으로 내밀기
- 목을 빼고 모니터를 바라보기
- 거울 낮게 달아놓고 보기
- 신문을 바닥에 놓고 읽기

관절을 튼튼하게
해주는 운동

관절염 예방 및 치료를 위해 운동은 반드시 필요하다. 이미 관절염이 진행된 상태라도 가벼운 운동은 필요하다.

시간을 따로 내기 힘들다면 집에서 운동을 하자. 간단한 운동만으로도 관절염을 예방할 수 있으며, 통증을 완화시킬 수도 있다. 하지만 너무 심한 통증을 느낀다면 운동하지 않고 휴식을 취하도록 한다.

여기서 소개하는 운동은 전체 동작을 하는 것을 1세트로 한다. 1세트 후 1~2분 정도 휴식을 취하고 다음 세트를 반복한다. 시간이 날 때마다 운동하여 관절 건강을 지키도록 하자.

무릎관절에 좋은 운동

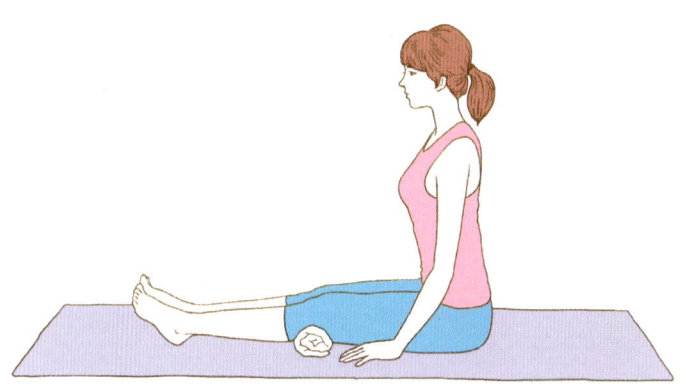

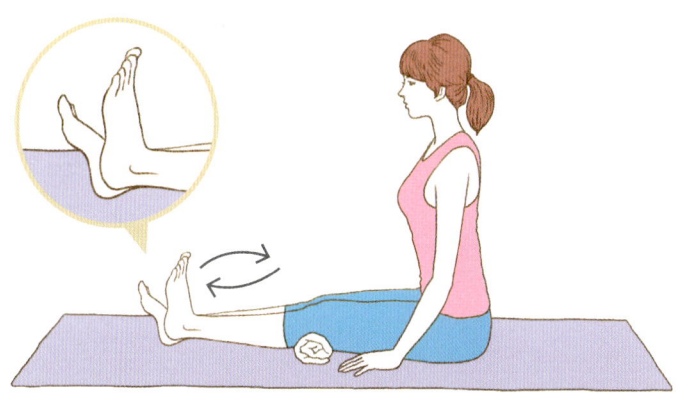

다리 뻗어 발목 당기기

1 앉아서 다리를 앞으로 쭉 펴고 접은 수건을 무릎 아래에 놓는다.
2 한쪽 발목을 몸 쪽으로 당기면서 무릎과 허벅지에 힘을 주어 수건을 누른다. 이때 다리가 곧게 펴질 수 있도록 무릎과 허벅지에 최대한 힘을 주어 수건을 누르며 10초 정도 유지한다. 반대쪽 발목도 실시한다.
3 전체 동작을 12번 반복하는 것을 1세트로 총 3세트 실시한다.

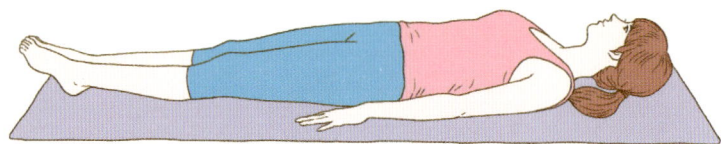

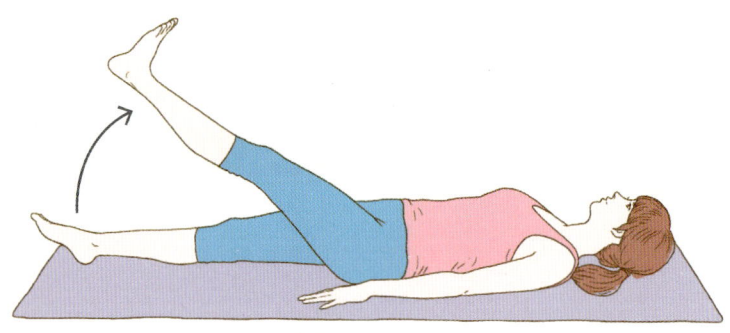

다리 뻗어 올리기

1 똑바로 누워서 한쪽 발목을 몸 쪽으로 당긴 채 다리를 위로 쭉 올린다.
2 올린 다리의 무릎이 구부러지지 않게 주의하면서 5초 정도 유지한 후 천천히 내린다. 반대쪽 다리도 실시한다.
3 전체 동작을 12번 반복하는 것을 1세트로 총 3세트 실시한다.

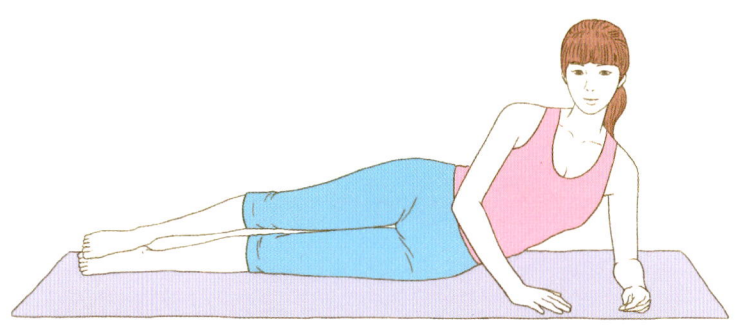

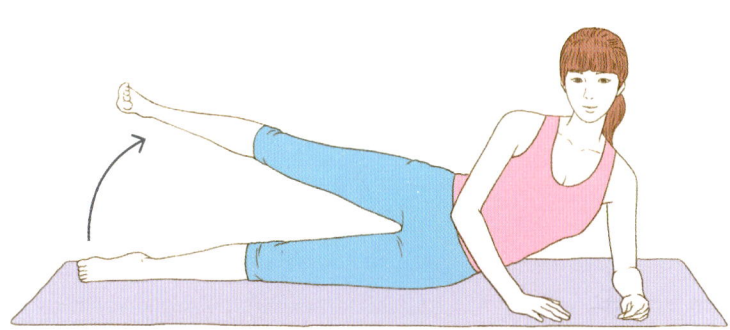

옆으로 다리 들어올리기

1 옆으로 누워 상체를 들고 다리는 쭉 편다.
2 한쪽 발목을 몸 쪽으로 당긴 채 다리를 위로 올린다. 올린 다리가 구부러지지 않게 주의하면서 5초 정도 유지한 후 천천히 내린다. 반대쪽 다리도 실시한다.
3 전체 동작을 12번 반복하는 것을 1세트로 총 3세트 실시한다.

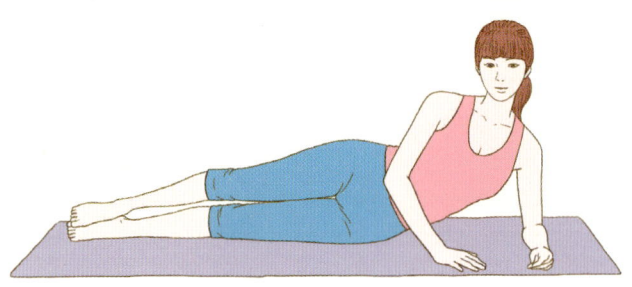

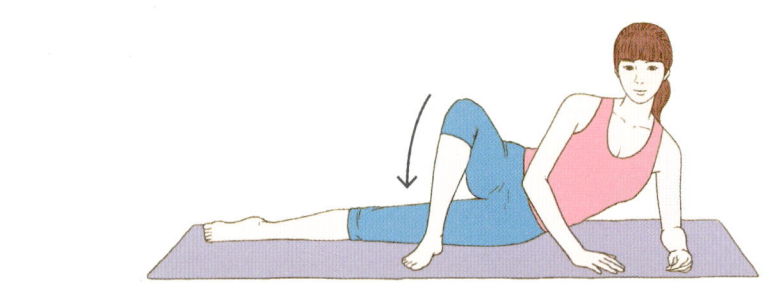

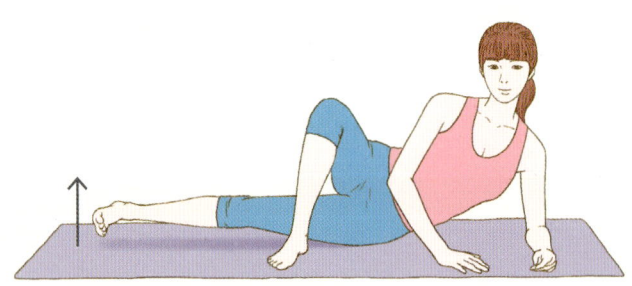

안으로 다리 들어올리기

1 옆으로 누워 상체를 들고 다리는 쭉 편다.
2 한쪽 다리를 구부려 앞으로 넘긴 후 반대쪽 다리의 발목을 몸 쪽으로 당긴 채 다리를 위로 올린다. 올린 다리가 구부러지지 않게 주의하면서 5초 정도 유지한 후 천천히 내린다. 반대쪽 다리도 실시한다.
3 전체 동작을 12번 반복하는 것을 1세트로 총 3세트 실시한다.

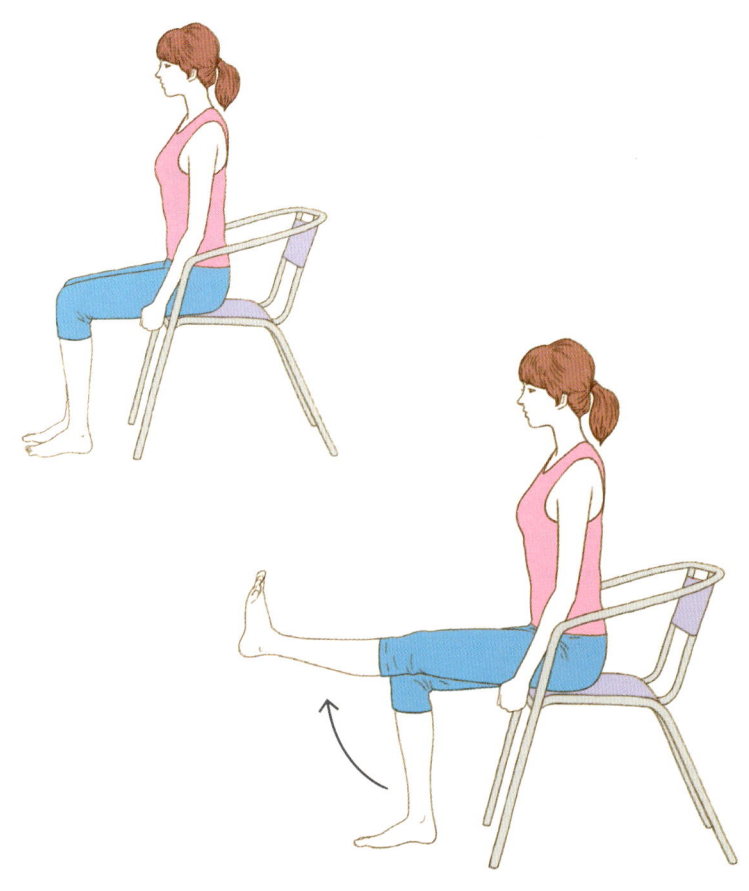

의자에 앉아서 허벅지 힘주기

1 의자에 엉덩이만 걸터 앉는다.
2 한쪽 다리의 허벅지에 힘을 주어 앞으로 곧게 편다. 10초 정도 유지한 후 천천히 내린다. 반대쪽 다리도 실시한다.
3 전체 동작을 15번 반복하는 것을 1세트로 총 3세트 실시한다.

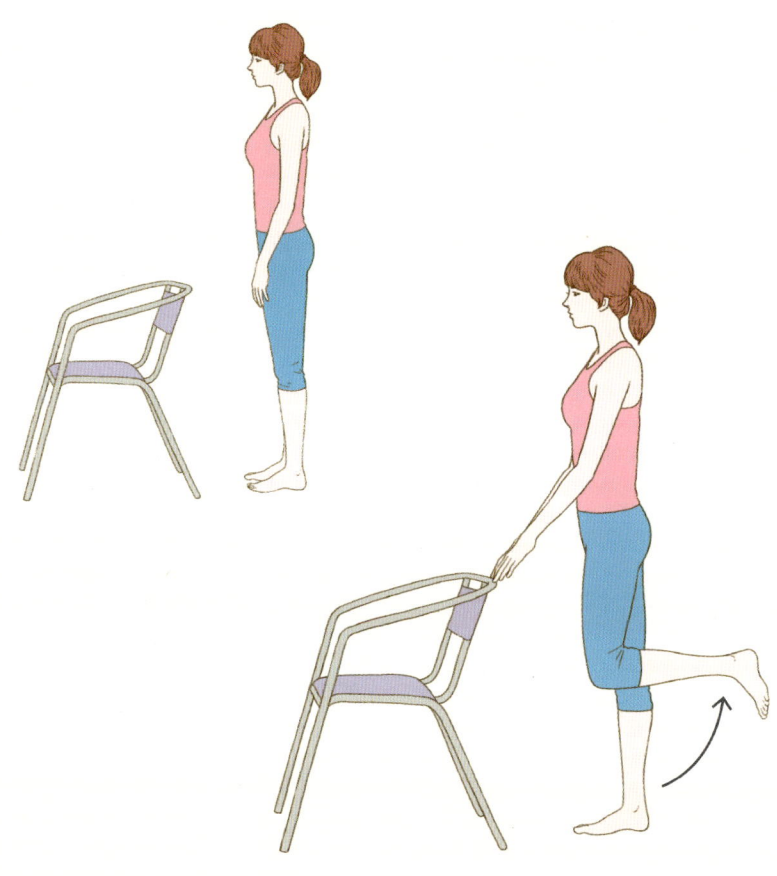

다리 뒤로 구부리기

1 의자를 앞에 두고 편하게 선다.
2 의자를 가볍게 잡은 후 한쪽 다리를 뒤로 90°가 되도록 힘을 주어 구부린다. 5초 정도 유지한 후 천천히 내린다. 반대쪽 다리도 실시한다.
3 전체 동작을 15번 반복하는 것을 1세트로 총 3세트 실시한다.

무릎관절 운동 요령

1 운동 전후로 확실하게 스트레칭한다
준비운동은 심장, 폐, 관절, 근육 등 몸뿐 아니라 마음도 준비시킨다.

2 통증의 원인이 되는 운동은 피한다
모든 운동이 자신에게 맞는 것은 아니며 무조건 많이 하는 것도 좋지 않다. 무리하면서 1시간 이상 걷는 경우가 종종 있는데, 무조건 오래 걷는다고 도움이 되는 것은 아니다. 통증은 몸이 보내는 신호다. 통증이 있거나 불편함을 느끼는 활동은 어떤 것들인지 파악하여 주의 깊게 운동한다.

3 휴식 시간은 확실히 챙긴다
휴식은 몸의 회복을 돕는다. 운동이나 업무 후에는 반드시 휴식을 취한다. 밤에 충분한 수면을 취하는 것이 무엇보다 중요하다.

4 단시간에 강한 운동은 삼간다
운동은 식후 30분~1시간 뒤에 하고, 처음부터 욕심내지 않는다.

5 수중 운동은 관절에 좋다
수중 운동은 충격을 덜어주면서 근육의 힘을 키울 수 있는 유산소 운동이기 때문에 류마티스성관절염이나 퇴행성관절염 환자들에게 좋다. 물속에서 천천히 걷기만 해도 좋다. 20분 정도 지속적으로 하면 효과가 있다.

6 자전거는 고정식 자전거를 이용한다
자전거 타기는 다리 근육을 강화시켜 관절 부위를 지지해주는 운동이다. 넘어졌다가 관절에 충격이 갈 수도 있기 때문에 관절염 환자가 처음 자전거를 탈 때는 고정식 자전거를 권한다. 특히 골절 위험이 큰 골다공증이 염려되는 50대 이상의 여성들은 고정식 자전거를 이용하는 것이 좋다.

발목관절에 좋은 운동

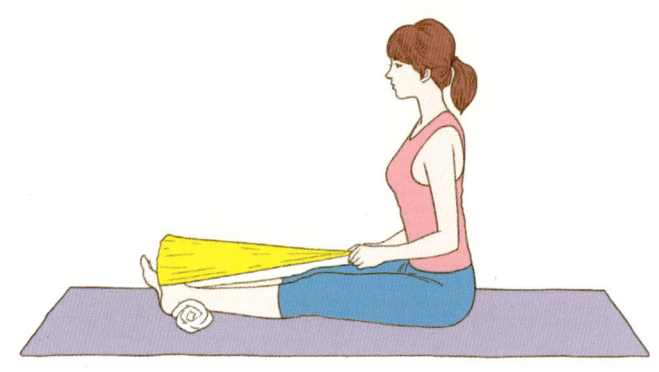

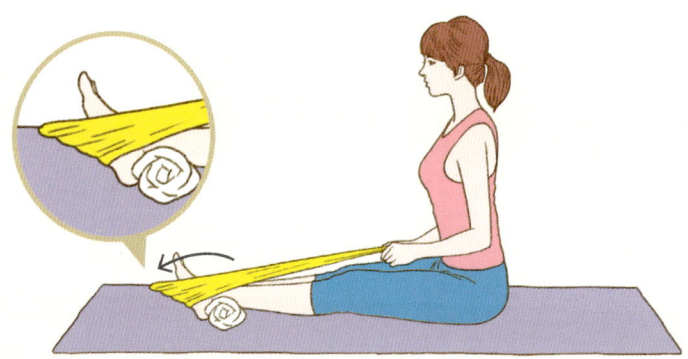

고무 밴드를 이용한 근력 기르기 1

1 앉아서 다리를 쭉 펴고 접은 수건을 발목 아래에 놓은 후 길고 폭이 넓은 고무 밴드로 한쪽 발의 앞꿈치를 감싼다.
2 발가락과 종아리에 힘을 주어 앞으로 쭉 민 상태에서 1초 정도 있다가 다시 발목을 몸쪽으로 당긴다. 반대쪽 발목도 실시한다.
3 전체 동작을 20번 반복하는 것을 1세트로 총 3세트 실시한다.

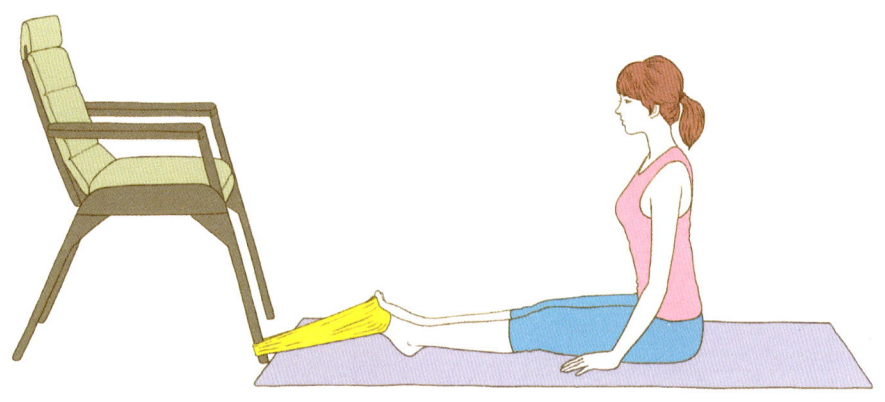

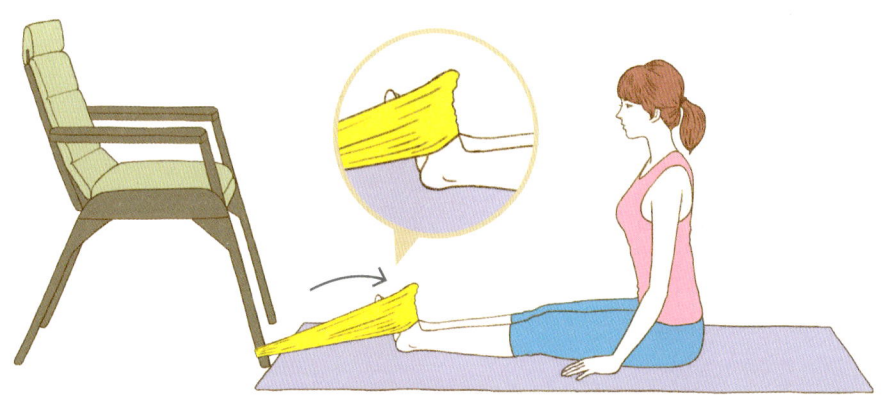

고무 밴드를 이용한 근력 기르기 2

1 의자 다리에 고무 밴드를 단단히 고정시킨 후 앉아서 다리를 쭉 펴고 고무 밴드를 한쪽 발의 앞꿈치에 걸어 감싼다.
2 몸 쪽으로 발목을 힘껏 당긴다. 이때 무릎이 바닥에서 떨어지지 않게 주의하면서 발목을 최대한 당긴다. 반대쪽 발목도 실시한다.
3 전체 동작을 20번 반복하는 것을 1세트로 총 3세트 실시한다.

건강한 발을 만드는 생활 습관

발 마사지법

발 마사지는 허리 마사지 후에 하는 것이 좋다. 발의 통증은 허리와도 연관되기 때문이다. 마사지를 할 때 발 쪽에 몰려 있는 혈액을 심장 쪽으로 보낸다는 생각으로 한다. 마사지는 2인 1조로 진행하는 것이 좋다.

1 누워서 발목 아래에 베개를 두고 발을 그 위에 올린다.
2 한 명이 누워 있는 사람의 발목을 양손으로 잡았다가 놓는 동작을 5, 6회 정도 한다. 발목부터 허벅지까지 골고루 잡았다 놓으며 마사지한다.
3 엄지로 다리 바깥쪽 근육의 오목한 곳을 5, 6회씩 작은 원을 그리며 주무르면서 정강이뼈에서 무릎 아래까지 마사지한다. 같은 방법으로 넓적다리 바깥쪽을 마사지한다.
4 왼손으로 가볍게 무릎을 누르고 오른손바닥으로 발가락을 감싸 쥔다. 발가락을 잡은 오른손에 힘을 주어 발끝을 천천히 무릎 쪽으로 밀어준다. 반대쪽 발도 똑같이 실시한다.
5 왼손으로 발목을 잡는다. 오른손을 주먹 쥐고 새끼손가락과 연결된 손의 측면으로 발바닥의 오목한 부분을 100회 정도 두드린다. 반대쪽 발도 똑같이 실시한다.

> **TIP** 걷기 후 발의 피로를 풀어주는 법

걷기 운동을 한 후에는 발바닥을 가볍게 두들기거나 뾰족한 것으로 지압을 하면 좋다.

족욕
40℃에서 5분, 41℃에서 5분, 43℃에서 5분 정도 족욕을 하다가 냉수에 발을 담근다. 혈액의 알칼리도를 높이고 체온을 높일 수 있다.

냉온족욕법
43℃의 온수와 15℃의 냉수를 따로 준비해 1분씩 번갈아 발을 담근다. 12회 반복한다. 무좀이나 동상, 요독증, 복막염, 방광염, 자궁내막염, 장염 등의 예방과 치료에도 도움이 된다.

각반요법
너비 10~15cm의 붕대로 잠자기 2시간 전에 발끝에서부터 허벅지까지 적당한 압력으로 둘둘 감는다. 정맥류, 치질, 부인병 예방에 효과적이다.

띠요법
잠자기 전 띠로 양 무릎 위, 무릎 밑, 발목을 묶고 발은 약 30cm 높이로 올린다. 똑바로 누워서 2시간 이상 매일 한다. 자세 교정에 효과적이다.

모관 운동
발과 손을 심장 높이보다 위로 들어 올리면 혈액순환에 도움이 되고 발과 다리의 피로가 풀린다.

하지유연법 · 하지강력법
하지유연법은 누워서 다리를 똑바로 들어 올린 뒤 어깨너비 만큼 벌린 다음 굽혔다 펴기를 반복한다. 하지강력법은 서서 어깨너비 만큼 다리를 벌리고 앉았다 섰다를 반복한다. 다리 근력 강화에 좋다.

척추관절에 좋은 운동

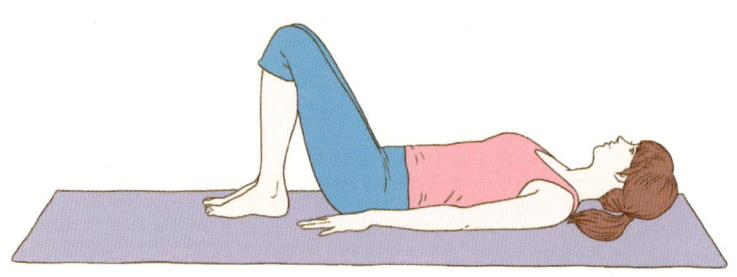

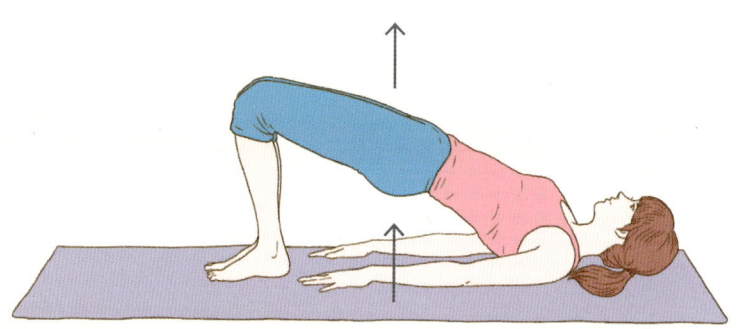

누워서 엉덩이 들기

1 바닥에 누워 다리를 어깨너비 만큼 벌린 상태에서 무릎을 세운다.
2 손바닥과 팔로 바닥을 지지한 채 엉덩이와 허리를 힘껏 들어올린다. 이때 양 무릎이 서로 닿지 않도록 무릎 사이를 골반의 넓이만큼 유지한다. 10초 정도 유지한 후 천천히 내린다.
3 전체 동작을 12번 반복하는 것을 1세트로 총 3세트 실시한다.

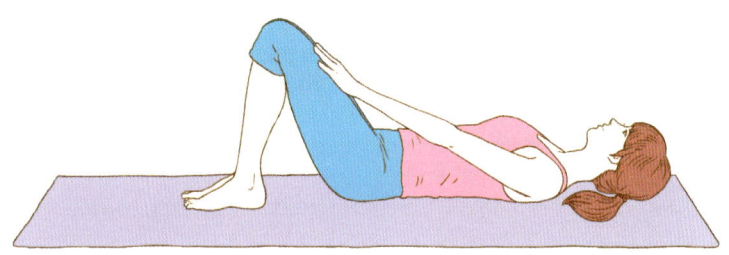

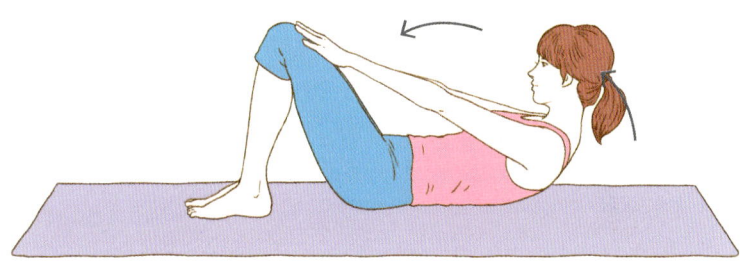

누워서 상체 들기

1 바닥에 누워 다리를 어깨너비 만큼 벌린 상태에서 무릎을 세운다. 양팔을 무릎 위로 곧게 뻗는다.
2 양팔을 들며 상체를 세운다. 손끝이 무릎에 닿을 때까지 상체를 들었다가 내린다.
3 전체 동작을 12번 반복하는 것을 1세트로 총 3세트 실시한다.

어깨관절에 좋은 운동

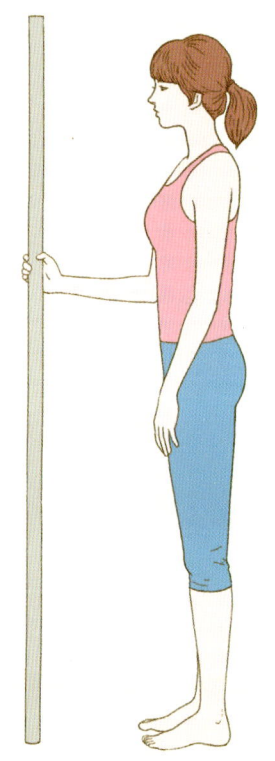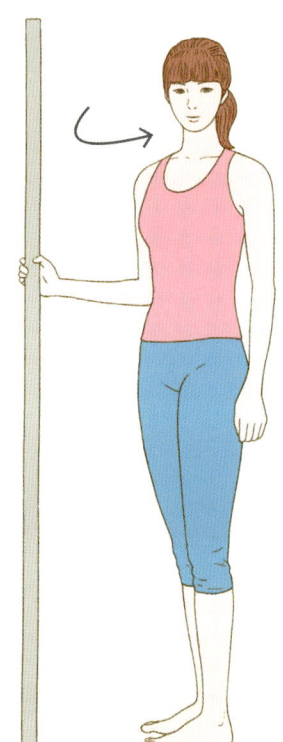

벽 잡고 회전하기

1 벽이나 문고리를 잡고 똑바로 선다.
2 문고리를 잡은 팔은 팔꿈치를 앞으로 90° 정도 구부리고 팔꿈치는 최대한 몸에 붙여 벌어지지 않게 한다.
3 팔은 고정한 상태에서 몸을 반대 방향으로 회전시킨다. 이 자세에서 5초 정도 유지한 후 원래 자세로 돌아간다. 반대쪽 팔도 실시한다.
4 전체 동작을 12번 반복하는 것을 1세트로 총 3세트 실시한다.

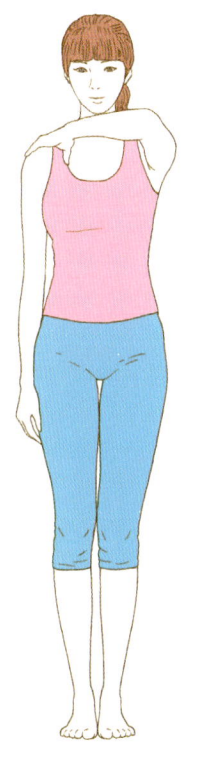 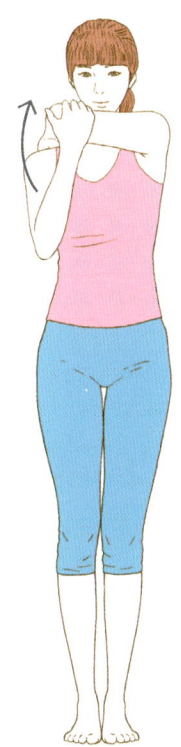

팔꿈치 잡아 당기기

1 한쪽 팔을 반대쪽 어깨에 올린다.
2 반대쪽 손으로 올린 팔의 팔꿈치를 잡고 가슴 쪽으로 천천히 당긴다. 당긴 상태에서 10초 정도 유지한 후 팔을 풀어준다. 반대쪽 팔도 실시한다.
3 전체 동작을 12번 반복하는 것을 1세트로 총 3세트 실시한다.

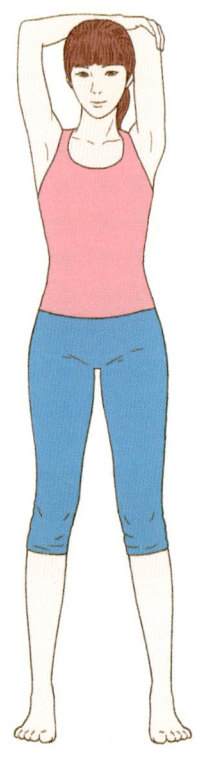 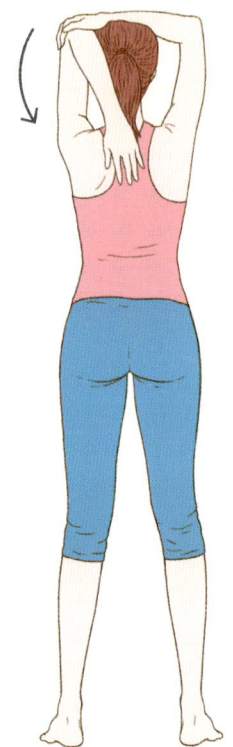

삼두박근 스트레칭

1 한쪽 팔의 팔꿈치를 구부려 머리 뒤에 두고, 반대쪽 팔로 구부린 팔의 팔꿈치를 잡는다.
2 구부린 팔을 서서히 아래로 내린다. 아래로 내린 자세를 5초 정도 유지한 후 천천히 팔을 풀어준다. 반대쪽 팔도 실시한다.
3 전체 동작을 12번 반복하는 것을 1세트로 총 3세트 실시한다.

Part 7

관절염 줄기세포 치료의 미래를 밝힌다

느낌표를 찾아서

어렸을 때 어머니께서는 "마음속에 물음표가 생기면 회피하지 말고 반드시 느낌표를 찾는 사람이 되어라"라고 말씀하셨다. 사춘기 무렵 마음속에 커다랗게 자리한 물음표는 '왜 사람은 아픈가?' 하는 것이었다. 그 의문에 대한 느낌표를 찾아 의사의 길을 선택했다. 관절염 치료에 관심을 갖게 된 것은 연세대 세브란스병원 정형외과에 근무할 때부터였다. 이후 서울세란병원 정형외과 과장으로 근무하면서 700여 명의 환자를 대상으로 관절 수술을 집도하며 의사로서 자신감과 보람을 느꼈다.

부천에 연세사랑병원을 개원하며 본격적으로 무릎관절 시술을 했는데, 그 과정에서 닳아 없어지고 마는 것이 숙명처럼 여겨지던 무릎연골의 '재생'을 위한 연구도 병행하기 시작했다. 그렇게 7~8년을 매달렸고 줄기세포 치료에 대한 신념으로 세포치료연구에 열정을 쏟아부은 지도 벌써 6년이 되었다. 내가 병원장으로 있는 강남 연세사랑병원의 세포치료연구소는 줄기세포 치료, 그 꿈의 요람으로 상당한 결실을 맺고 있다.

국내 전문병원 유일의 세포치료연구소

강남 연세사랑병원은 관절전문병원으로서 국내 전문병원 중 유일하게 관절염 및 연골 재생 연구를 위한 '세포치료연구소'를 자체 설립, 줄기세포를 이용한 관절연골 재생에 대해 연구하고 있다.

줄기세포 치료는 손상된 연골에 만능 세포인 줄기세포를 주입해 연골을 재생시키는 원리로, 기존의 치료법들에 비해 부작용이 적으며 회복이 빠르다는 점에 각광받고 있는 치료법이다. 강남 연세사랑병원 세포치료연구소에는 박사급 2명과 석사급 2명을 포함한 총 8명의 연구원들이 줄기세포 치료를 연구 및 개발하고 있다.

강남 연세사랑병원 세포치료연구소는 그 위상을 인정받아 올해 한국산업기술진흥협회로부터 '기업부설연구소'로 선정되어 대외적인 인지도를 획득하기도 했다. 최근에는 '임상 시험 심사위원회

(IRB, Institutional Review Board)'의 승인을 거쳐 식품의약품안전처로부터 '의료기기 임상 시험 실시기관'으로 지정받은 데 이어, 질병관리본부로부터 '기관생명윤리위원회'로 선정되었다. 임상 시험 심사위원회란 의료기관 내에 설치된 독자적인 상설 위원회로, 사람을 대상으로 하는 임상 시험에서 피시험자의 권리와 안전을 도모하기 위해 만들어진 기구다. 강남 연세사랑병원 임상 시험 심사위원회가 획득한 등록 유형은 '인간대상연구부문, 인체유래물연구부문 기관생명윤리위원회'이며 전문병원으로서는 흔하지 않은 사례. 실제 99개의 전문병원 중 2가지 이상의 기관생명윤리위원회 등록유형을 획득한 곳은 많지 않다.

글로벌 의료 진출 본격화

"빨리 가려면 혼자 가고, 멀리 가려면 함께 가라"는 아프리카 속담이 있다. 강남 연세사랑병원은 줄기세포 치료 분야에서 세계적으로 인정을 받고 있는 해외 연구진과 어깨를 나란히 하며 공동 연구를 펼치는 한편, 그간의 연구 실적과 기술력을 다른 나라에 전수하는 등 사회적 가치를 실현해가고 있다.

강남 연세사랑병원은 해외 주요 병원과 무릎관절 치료를 위한 업무협약(MOU)을 체결하여 글로벌 의료 진출을 본격화하고 있다.

2011년 4월, 115년의 전통을 자랑하는 정형외과 전문 의료기관인 이탈리아 볼로냐대학의 리졸리연구센터와 공동 연구를 위한 협약을 체결해 활발히 연구하고 있다. 리졸리연구센터는 성체줄기세포를 이용한 연골 재생 및 세포 치료로 세계적인 명성을 얻고 있다. 2012년 1월, 보건복지부로부터 신의료기술로 인증받은 '자가골수줄기세포치료'는 리졸리연구센터에서 발표한 논문을 토대로 한 공동 연구의 결실이다.

2013년 10월 31일에는 중국 옌타이광화병원에 줄기세포 치료 연구진 및 의료진을 파견해 의료 기술과 전문병원의 경영 노하우를 전수하는 내용의 업무협약 체결을 마쳤다. 이번 협약을 통해 강남 연세사랑병원은 매달 7일간 의료진을 중국 옌타이에 파견해 진료한다. 특히 혁신적인 무릎관절 치료법으로 진료하게 된다. 이번 협약은 강남 연세사랑병원을 견학한 옌타이광화병원 병원장의 요청으로 이루어졌다. 그는 강남 연세사랑병원 세포치료연구소가 보유한 줄기세포 치료 연구와 무릎관절 치료 기술에 큰 관심을 보이며 협약 체결에 적극적인 모습을 보였다.

최근에는 인도네시아 최대 규모의 사립 의료기관인 자카르타 실로암병원과 업무협약을 체결하여 국내 주니어 의료진 연수 프로그램을 실시했다. 아울러 2013년 9월에 체결된 업무협약을 통해 실

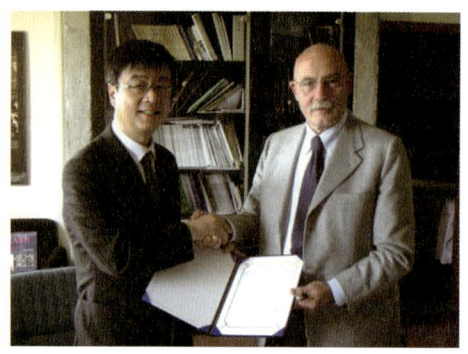

이탈리아 볼로냐대학교 리졸리연구센터와 공동 연구를 위한 업무협약을 체결했다.

업무협약 체결 모습

로암병원 측에서 한 해 총 4, 5명의 의료진을 선정해 2~3개월에 걸쳐 강남 연세사랑병원에서 연수를 받도록 해 정형외과 활성화 계획에 부응하는 의료 기술과 서비스를 전수하고 있다. 2014년 2월 3일, 인도네시아 의료진 카리나 베싱가(Karina Besinga) 의사는 강남 연세사랑병원에서 첫 연수프로그램을 시작했다. 그녀는 실로암병원의 정형외과 전문의로서 무릎 및 고관절 파트를 전공으로 하며 인도네시아 슬관절학회 'IHKS(Indonesian Hip&Knee Society)'의 사무총장을 역임하여 다양한 연구를 해오고 있다.

강남 연세사랑병원은 앞으로도 세계 각국의 주요 병원 및 의료진, 연구진과 함께 연구를 하며 기대 이상의 시너지를 만들어나갈 계획이다.

의료한류, 메디컬코리아의 선두주자

2003년 개원한 강남 연세사랑병원은 의료진 중 대다수가 연세대 세브란스병원 출신으로 이루어진 관절전문병원으로 무릎관절센터, 어깨·상지관절센터, 족부센터, 척추센터 등 4개의 특화된 센터를 운영하고 있다.

강남 연세사랑병원은 일찍이 국내 관절전문병원 중 유일하게 연골 재생을 위한 세포치료연구소를 설립했다. 최대한 자기 연골을 보존하는 관절염 치료를 시행해왔으며 수술 실력도 높은 평가를 받고 있다. 이러한 평가를 바탕으로 한 신뢰는 국경을 넘어 해외로도 이어져 2008년 관절내시경수술 아시아 지정병원으로 선정되었다. 또한 '국제 관절내시경수련 지정병원'으로 선정되어 2003년부터 현재까지 10개국 60여 명의 아시아 지역 의료진이 방문했다.

아울러 아시아는 물론 중동, 러시아 등 세계 각지의 관절염 환자들이 내원하고 있다. 이처럼 '의료한류'의 선두주자로서 그 역할을 수행하고 있는 강남 연세사랑병원은, 한국 의료의 우수성을 대외에 공표하는 상인 '메디컬코리아'의 관절전문병원부문 대상을 수상하기도 했다. 현재 강남 연세사랑병원은 보건복지부가 주관하는 병원서비스 글로벌진출 지원사업 대상 병원이다.

이어지는 해외 의료계의 초청

강남 연세사랑병원은 앞선 치료기술과 부단한 연구를 통한 논문 발표 등으로 세계 의료계 및 주요 학회로부터 초청받는 등 주목을 받고 있다. 2013년 12월, 이탈리아 볼로냐에서 개최한 '국제연골재생학회(ICRS, International Cartilage Repair Society)'에 강남 연세사랑병원 연구팀이 초청되어 성공적으로 강연을 마쳤다.

국제연골재생학회는 연골 결손 정도에 관한 국제 표준 기준(ICRS 등급)을 지정하는 등 연골 재생 분야에서 가장 권위 있는 학회로 인정받고 있는 곳이다. 이번 국제연골재생학회는 강남 연세사랑병원 연구팀을 포함해 병원 및 유명 바이오 기업과 연구소 등 100여 곳에서 참석했다. 학회는 연골 재생 줄기세포 치료와 관련해 다양한 임상 현황 및 연구 결과를 발표하는 자리로 이어졌다.

이날 학회에서는 세계적인 수준을 자랑하는 강남 연세사랑병원의 줄기세포 치료가 해외 의료진들 및 연구원들의 이목을 끌면서 가장 큰 주목을 받았다. 특히 강남 연세사랑병원이 자체 연구소를 통해 줄기세포 치료의 연골 재생 효과를 입증한 다양한 임상 결과들을 발표하여 의료 선진국인 유럽 의료 관계자들의 큰 호평을 받았다. 강남 연세사랑병원은 그동안 국내 관절전문병원 중에는 독보적으로 줄기세포 치료의 연골 재생 효과를 입증한 논문을 정형외과 학술지 《The Knee》와 《Arthroscopy》에 게재하여 세계적으로 관심을 받았다. 또한 국제연골재생학회를 비롯한 해외 여러 의료진들이 참석하는 주요 학회에 논문 연구 결과를 꾸준히 발표하면서 그 성과를 인정받아왔다. 또한 강남 연세사랑병원은 2013년 9월, 터키에서 열린 국제연골재생학회의 발표 연제로 채택되어 포스터 4건과 구연 1건을 진행하는 성과를 거두었다.

2014년 3월, 미국 뉴올리언스에서 개최된 정형외과 분야 세계 최대 규모의 학술대회 '미국정형외과학회(AAOS, American Academy of Orthopaedic Surgeons)'에 참여해 '관절 내 활액막 유래 줄기세포의 관절염 치료 효과'에 대한 연구포스터를 발표했다. 관절염 치료를 위한 줄기세포 공급원으로서 주목받고 있는 슬관절 내 활액막 유래 줄기세포의 효과에 대한 내용으로, 활액막 유래 줄기세포는 연령과 연골 상태에 따라 분화 속도는 차이가 있지만 줄기세포로서의 효능 차이는 없기 때문에 연골 손상이 있는 고령의 관절염 환자를 치료할 때 활액막 유래 줄기세포를 사용하면 효과를 볼 수 있다는 결과다.

2014년에 열린 미국정형외과학회는 세계 550여 개의 기업 및 정형외과 전문의와 관계자가 참석했다. 이 학회는 근골격계 의학 전문가들을 대상으로 미국에서 해마다 개최되고 있는 세계 최대 규모의 학술전시회다. 연구포스터 발표는 정식 논문 발표 전 연구 결과에 대한 내용을 학회에 소개하는 것으로, 강남 연세사랑병원은 2013년에 이어 2014년에도 참여해 줄기세포 치료 연구에 관련된 연구포스터를 발표하여 세계 연구진들의 이목을 집중시켰다. 매년 해외 정형외과 학회에 참여하여 연구포스터 및 논문을 발표하는 사례는 아주 드문 일이다. 강남 연세사랑병원의 관절염 줄기세포 치료 연구 수준이 세계적이며 그 성과를 인정받고 있다는 것을 알 수 있다.

미국정형외과연구학회(ORS, Orthopaedic Research Society)는 정형외과 학회 중 가장 권위 있는 학회로, 매년 3,000개가 넘는 최신 근골격계 연구 업적들을 채택하여 연구자들이 직접 결과를 설명한다. 2014년 3월, 미국 루이지애나주의 뉴올리언스에서 열린 미국

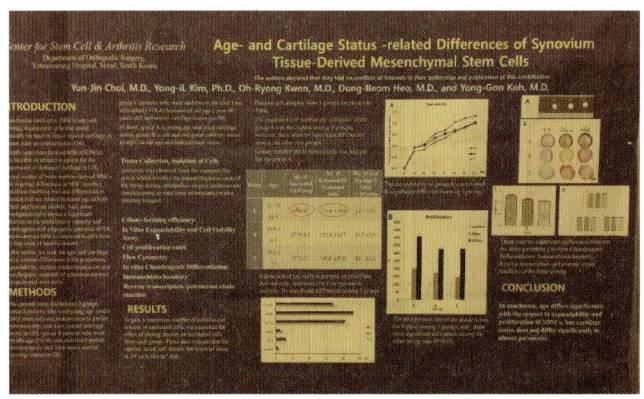

미국정형외과학회에 발표한 연구포스터

정형외과연구학회에는 약 200명의 세계 정형외과 의사 및 생물학자, 공학자가 참석했다. 이 학회에 '연골판 이식술 단계에 대한 기초 논문'을 발표해 큰 주목을 받았다.

또한 2014년 6월, 미국 라스베이거스에서 열린 '미국재생학회(TOBI, The Orthobiologic Institute)'에 참석해 '지방줄기세포의 퇴행성관절염 치료'를 주제로 강연을 했다. 미국, 독일, 네덜란드, 벨기에, 스페인, 홍콩 등 세계 18개국이 참가하여 총 500명의 의사 및 연구원이 참석했고, 그중 29명만이 발표연자로 채택되었다. 강남 연세사랑병원은 미국재생학회의 학회장 스티븐 샘슨(Steven Sampson)의 초청을 받아 국내에서 유일하게 참석했다.

이외에도 줄기세포 시술과 관련하여 국내외로부터 지속적인 초청을 받아 강단에 서고 있다.

2013년에는 이탈리아, 말레이시아, 몽골에서 의사들이 치료 시스템을 교육받기 위해 내원했고, 현재 인도네시아 의사가 내원하여 교육을 받고 있다.

줄기세포에 대한
연구 실적

강남 연세사랑병원 연구원들과 의료진들이 함께 매진해온 줄기세포 연구 및 치료 결과는 국제적인 저명 학술지에 게재되는 등 그 성과를 인정받고 있다. 더불어 앞으로의 연구 방향에 대해서도 세계적인 주목을 받고 있다.

해외 저명 학술지 논문 게재

강남 연세사랑병원은 그동안 연구한 임상 결과들을 꾸준히 논문으로 발표해왔다. 그 결과 세계 20위권 내의 저명 학술지에 5편의 논문이 게재되는 성과를 거두었다.

지방줄기세포 치료의 발목관절 내 연골 재생 효과를 규명해 낸 논문은 SCI(국제과학기술논문색인)급의 학술지이자 세계적인 정형외과 학술지 가운데 1위로 꼽히는 《The American Journal of Sports Medicine》에 4.439의 높은 인용 지수(특정 기간 동안 한 학술지에 수록된 논문이 다른 논문에 인용된 평균 횟수)로 2편이 게재되었다.

또한 지방줄기세포를 이용해 퇴행성관절염 치료 효과를 규명한 논문은 세계 5위의 학술지 《Arthroscopy》에 게재되었다. 이 밖에 65세 이상 고령자의 퇴행성관절염 줄기세포 치료 효과를 규명한 논문은 세계 12위인 유럽 슬관절 및 스포츠 학회 공식학술지 《KSSTA(Knee Surgery Sports Traumatology Arthroscopy)》에 실렸으며, 지방줄기세포의 무릎관절염 치료 효과를 골자로 하는 논문이 세계 20위권에 해당하는 정형외과 국제 학술지 《The Knee》에 발표되었다.

현재 지방줄기세포 관련 논문으로는 강남 연세사랑병원이 SCI급 학술지에 총 7편을 게재하여 세계에서 가장 많은 게재 건수를 기록하고 있다.

1 무릎관절염에 대한 슬개하 지방에서 추출한 줄기세포를 이용한 치료

〈무릎관절염에 대한 슬개하 지방에서 추출한 줄기세포를 이용한 치료(Infrapatellar fat pad-derived mesenchymal stem cell therapy for knee osteoarthritis)〉 논문을 《The Knee》 2012년 12월호에 발표했다. 《The Knee》는 영향력 지수 2.01의 신뢰도 높은 학술지다.

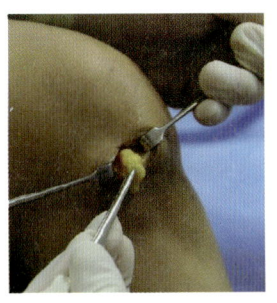

지방을 추출하는 모습

평균 54.1세의 환자 25명을 대상으로 관절내시경수술 후 관절 내 지방조직을 평균 9.4g 채취하고 단순 분리 과정을 통해 200만 개 정도의 줄기세포를 추출하여 수술 당일 주사 치료를 했다. 같은 관절경 치료를 받았지만 줄기세포 주사 치료를 받지 않은 25명의 환자와 함께 16개월 동안 관찰했다.

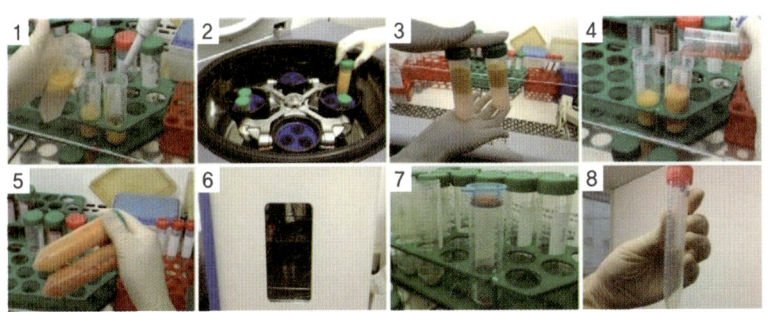

지방을 채취하여 혈액을 원심분리기로 분리한 뒤 줄기세포를 뽑아내는 과정이다. 평균 4,000만 개 이상의 세포 추출이 가능하다.

줄기세포를 추출하는 과정

그 결과 통증과 기능적인 면 모두 줄기세포 치료를 받은 환자들이 월등히 나은 결과를 보였다. 비록 비교 기간이 짧지만, 퇴행성관절염에 지방줄기세포 치료가 충분한 안전성이 있으며 증상을 호전시킬 수 있음을 보여주는 의미 있는 연구 결과다. 아울러 무릎관절의 운동기능과 활동지수도 각각 65%, 84%로 향상되었다. 또한 심각한 부작용을 보인 환자가 없었으며, 모든 임상 항목에서 증상이 호전되었다.

시술 1년 후 촬영한 MRI를 비교해보니, 연골이 손상되어 하얗게 보이던 부분도 일부 재생되어 어둡게 나타난 것을 관찰할 수 있었다. 환자의 지방줄기세포를 이용한 연구 결과로 논문이 발표된 것은 이 논문이 처음이다.

2 지방줄기세포 주입 후 무릎관절염의 증상 호전에 대한 분석

〈지방줄기세포 주입 후 무릎관절염의 증상 호전에 대한 분석(Mesenchymal stems cell injections improve symptoms of knee osteoarthritis)〉 논문을 《Arthroscopy》 2013년 4월호에 발표했다. 《Arthroscopy》는 영향력 지수 3.103의 신뢰도 높은 학술지다.

강남 연세사랑병원에서 발표한 두 번째 줄기세포 논문으로 앞에서 소개한 논문의 연장선상에 있다. 앞의 논문에 참여했던 환자 25명 중 강남 연세사랑병원에서 2년 이상 확인이 가능한 환자 18명의

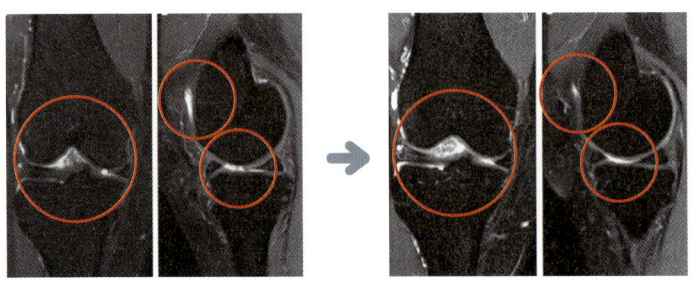

2년 후 환자의 경과를 관찰한 결과 극적인 치료 효과가 관찰되었다.

45세 여성 환자의 MRI 변화

자세한 임상 결과를 수집했다. 보다 객관적인 결과를 얻기 위해 모든 환자를 MRI 촬영을 하여 수술 전과 비교했다. 그 결과 지방줄기세포 치료 이후의 환자들은 1년 후보다 2년 후에 더 나은 임상 결과를 보였다. 이는 줄기세포의 효과가 장기적으로 영향을 주어 추가 수술을 방지해줌을 알 수 있다. 또한 연골이 상당 부분 회복되었다.

이 논문은 줄기세포의 효과를 단지 임상 결과뿐만이 아니라 MRI와 같은 객관적인 지표로 보여준 최초의 임상 논문으로 매우 큰 의미가 있다. 게다가 이 연구를 통해 투입된 세포의 수와 임상 결과에 상관관계가 있음을 알 수 있었는데, 이는 추후 줄기세포 시술 시 보다 많은 양의 줄기세포를 투입하면 더 나은 결과를 얻을 수 있음을 직접적으로 보여준 것이다.

3 고령의 발목 거골 골연골병변 환자에게 관절경적 치료와 함께 시행한 지방줄기세포 주입의 임상적 결과

〈고령의 발목 거골 골연골병변 환자에게 관절경적 치료와 함께 시행한 지방줄기세포 주입의 임상적 결과(Clinical outcomes of mesenchymal stem cell injection with arthrosocopic treatment in older patients with osteochondral lesions of the talus)〉 논문을 《The American Journal of Sports Medicine》 2013년 5월호에 발표했다.

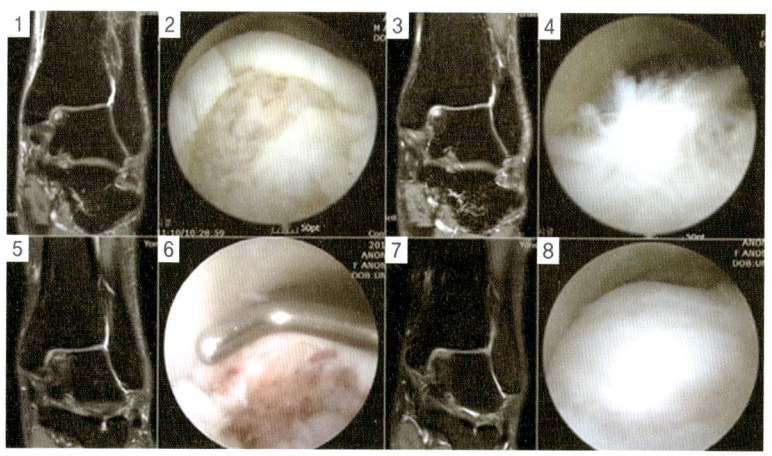

1, 2, 3, 4는 줄기세포 치료 전, 5, 6, 7, 8은 중간엽줄기세포 주입 후의 변화다. 4는 두 번째 관절경 관찰 시 손상되어 불안정하고 닳은 연골 상태를 볼 수 있다. 6은 중간엽줄기세포를 주입하는 장면이며 8은 두 번째 관절경 관찰 시 손상되었던 연골 부분이 부드러운 조직으로 재생된 것을 볼 수 있다.

51세 여성 환자의 왼쪽 발목의 MRI 및 관절내시경 사진

50세 이상의 거골 골연골병변 환자를 대상으로 기존의 관절경적 미세천공술만을 시행한 환자 35명과 관절경적 미세천공술에 줄기세포를 함께 주입한 환자 30명을 비교하여 줄기세포의 치료 효과에 대해 알아보았다. 그 결과 50세 이상의 거골 골연골병변이 있는 환자에게 관절경적 미세천공술과 함께 줄기세포를 주입한 경우 기존의 관절경적 미세천공술만 시행한 환자보다 통증 지수, 미국족부족관절학회 족부기능 지수, 활동 지수가 호전되었다. 또한 병변의 크기가 크거나 연골하낭종이 있는 경우에도 줄기세포를 주입하여 좋은 결과를 얻었다.

4 **무릎관절염에 대한 지방줄기세포를 이용한 관절경적 치료의 임상적 및 관절경적 치료 결과 분석**

〈무릎관절염에 대한 지방줄기세포를 이용한 관절경적 치료의 임

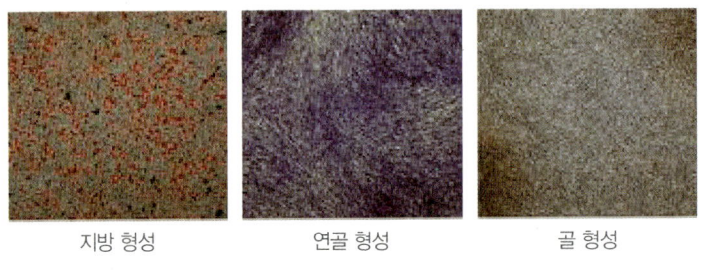

지방 형성　　　연골 형성　　　골 형성

줄기세포의 분화 과정

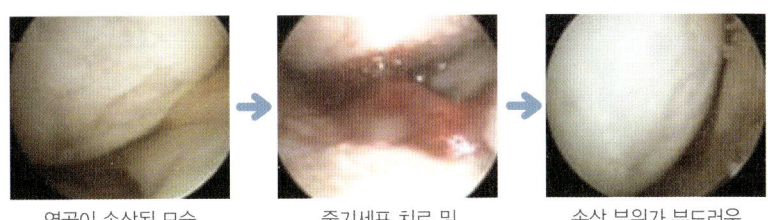

| 연골이 손상된 모습 | 줄기세포 치료 및 PRP 주입 과정 | 손상 부위가 부드러운 조직으로 재생되었다. |

줄기세포 치료와 PRP 주입

상적 및 관절경적 치료 결과 분석(Clinical results and second-look arthroscopic findings after treatment with adipose-derived stem cells for knee osteoarthritis)〉 논문을 《KSSTA》 2013년 12월호에 발표했다. 《KSSTA》는 영향력 지수 2.676의 신뢰도 높은 학술지다.

65세 이상의 인공관절수술을 받아야 하는 고령자 중 수술에 대한 두려움으로 수술을 거부한 환자 30명을 대상으로 2010년 10월부터 시행한 자가지방줄기세포를 이용한 치료를 실시했다. 그 결과 통증 수치가 4.7에서 1.7로 절반 이상 감소했고 총 30명의 환자 중 23명은 시술에 대한 만족도가 매우 높은 것으로 나타났다.

16명의 환자를 2차 관절내시경 검사로 확인한 결과, 연골이 보존되거나 호전된 환자들이 수술 후 2년째까지 87.5%로 나타났다. 따라서 지방줄기세포는 65세 이상의 관절염 환자들에게 안전한 치료라고 할 수 있다.

지방줄기세포는 고령 환자의 연골 재생과 무릎 통증 완화, 무릎 기능 향상에 효과적이다. 줄기세포 치료는 65세 이하의 연령층 중 연골 손상이 적은 관절염 초·중기의 환자들에게만 권했던 치료법이었다. 65세 이상의 연골 손상이 많이 진행된 고령 환자들에게는 인공관절수술만이 최선의 치료법으로 여겨졌다. 하지만 65세 이상 고령 환자를 대상으로 한 줄기세포 치료의 긍정적인 결과는 환자의 삶의 질을 크게 높여줄 것으로 기대된다.

5 무릎관절염에 대한 지방줄기세포 치료 후 연골 재생의 관절경적 결과 분석

〈무릎관절염에 대한 지방줄기세포 치료 후 연골 재생의 관절경적 결과 분석(Second-look arthroscopic evaluation of cartilage lesions after mesenchymal stem cell implantation in osteoarthritic knees)〉 논문을 《The American Journal of Sports Medicine》 2014년 7월호에 발표했다.

무릎관절염 환자를 대상으로 관절경적으로 줄기세포를 주입한 이후 환자의 임상 결과를 측정하고 2차 관절경적 분석을 통해 연골의 재생 정도를 확인했다. 줄기세포를 이용한 관절염 치료법은 단순히 줄기세포를 주입하는 경우가 많았다. 하지만 이 경우는 줄기세포가 손상된 연골 부위에 계속 머무르는 것에 한계가 있기 때문

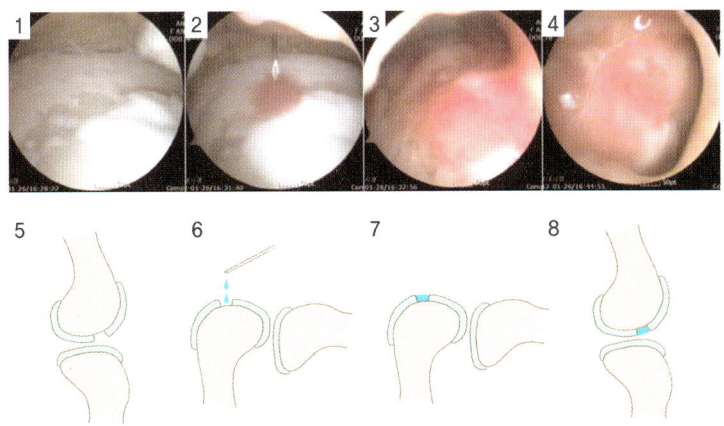

1, 2, 3, 4는 관절내시경을 통해 관찰한 모습이고 5, 6, 7, 8은 관절내시경을 이용한 줄기세포 주입 과정을 그림으로 표시한 것이다. 연골 결손 부위(1, 5)에 관절내시경을 이용해 줄기세포를 주입(2, 6)한다. 30초 정도 지난 후에 젤리 형태로 변하는 모습(3, 7)이 관찰된다. 줄기세포 주입 후 단단하게 굳은 모습(4, 8)을 볼 수 있다. 이렇게 굳은 줄기세포는 뼈에 붙어 떨어지지 않는다.

국소 부착 기술의 연골 재생 방법

에 줄기세포를 병변 부위에 효과적으로 위치시키기 위해 일본 연구팀이 개발한 방법인 국소 부착 기술(Local Adherent Technique)로 줄기세포를 주입했다. 그 결과 줄기세포가 병변 부위에 안착되는 것을 관절경적으로 확인할 수 있었고, 유용한 임상적 결과를 얻을 수 있었다.

또한 환자의 몸무게와 병변 크기의 중요성을 발견했다. 환자의 몸무게가 많이 나가거나 병변의 크기가 큰 경우에는 그렇지 않은 경우보다 결과가 좋지 않았다.

그 외 관절 질환 관련 연구 실적

1 부갑상선 호르몬을 이용한 골다공증성 척추압박골절 치료 임상 효과, 세계 최초 규명

강남 연세사랑병원은 부갑상선 호르몬을 이용한 골다공증성 척추압박골절 치료의 임상 효과를 세계 최초로 규명했다. 골다공증성 압박척추골절에 합성 부갑상선 호르몬을 이용하여 기존의 치료 방법에 비해 골절이 악화되는 가능성을 낮출 수 있다는 임상 결과를 입증한 논문을 발표한 것이다.

최근 들어 골다공증성 압박골절에 부갑상선 호르몬을 사용해 골절 및 통증을 치료하는 방법에 대해 소개된 바가 있었으나 이에 대한 효과를 입증해 발표된 논문은 없었다. 강남 연세사랑병원은 임상적 효능을 확인하고 세계 최초로 논문으로 발표했다. 이 논문은 SCI 지수 4.04 수준의 높은 신뢰도를 획득하며 학술지 《Osteoporosis International》 2013년 8월호에 게재되었다.

논문을 살펴보면, 골다공증성 흉요추부 골절 부분에 약 3개월간 부갑상선 호르몬을 이용하여 보존적 치료를 진행한 결과, 기존의 보존적 치료 방법에 비해 1년 후 골절의 악화가 훨씬 덜 진행됨을 확인했다. 특히 부갑상선 호르몬을 사용한 기간 동안 통증이 좀 더 빨리 조절되어 추가적인 주사 치료가 많이 필요하지 않은 것으로 나타났다.

골다공증으로 인한 척추압박골절을 앓고 있는 평균 나이 72세의 환자 68명을 대상으로 약 1년간의 경과를 관찰했다. 68명 중 32명에게는 부갑상선 호르몬을 이용한 치료를 시행했으며, 나머지 36명에게는 기존의 골다공증성 압박골절 치료를 시행했다.

약 1년 후 방사선 데이터의 비교 결과를 보면 부갑상선 호르몬을 이용한 골절 치료를 했던 그룹은 척추뼈 중 앞쪽 뼈가 약 9.6% 가라앉은 반면, 기존의 치료를 시행했던 그룹은 약 2배인 18.1%가 가라앉은 것으로 확인되었다. 또한 척추 중간 부위 뼈도 호르몬 치료를 시행했던 그룹은 약 7.4%만 가라앉았지만, 기존 치료법을 시행한 그룹은 약 13.8%가 가라앉은 것으로 나타났다.

척추압박골절의 경우, 척추뼈 중 앞쪽과 중간 뼈가 가라앉게 되는데 척추뼈가 덜 가라앉을수록 이후 통증과 구부러지는 정도가 훨씬 덜해지며 일상생활로의 복귀도 빨라진다. 따라서 호르몬제를 이용한 치료 방법이 장기적으로 봤을 때 단순 보존적인 치료 방법보다 통증이 적으며 이후 척추뼈가 덜 구부러지는 등 골절 악화가 감소하는 것을 알 수 있다.

기존의 골다공증성 압박골절의 치료는 골다공증약과 통증 주사 시행, 보조기 착용, 안정 등의 보존적인 치료를 통해 약 3~4개월간 뼈가 스스로 치유되길 기다려야 한다. 약 2~3주가 지나도 호전되지 않으면 척추체성형술이나 풍선을 이용한 후만성형술을 시행하기도 한다. 보존적 치료의 경우 뼈가 붙는 기간 동안 골절이 심해져서 등허리 부위가 점점 굽어질 수도 있다. 때문에 뼈가 다 붙은 후에도 허리가 굽어져 통증이 계속되는 경우도 있으며, 골절이 치유되더라도 굽어진 허리는 펴지지 않아 허리 통증이 지속되어 통증주사 및 진통제를 계속 복용하는 경우가 많다.

척추체성형술과 후만성형술은 치료 후 허리 통증이 좋아진다. 그러나 뼈 시멘트가 신경 부위로 누출되면 신경을 압박해 다리 저림이 발생하여 수술해야 할 수도 있으며, 뼈 시멘트가 몸속에 들어가게 될 경우 저혈압을 유발할 수도 있다. 또한 시술 후 3개월 내에 인접 부위에 재골절이 발생할 확률이 50% 이상 증가하여 치유될 때까지 보조기를 착용하고 항시 주의하여 상태를 확인하는 것이 필요했다.

하지만 부갑상선 호르몬을 이용한 척추골절 치료는 기존의 치료법에 비해 초반에 뼈를 붙게 하여 추가적인 골절 악화를 최소화시킨다. 이로 인해 빠르게 통증이 완화되어 일상생활을 할 수 있으며 골다공증도 호전되어 추후 다른 부위의 재골절을 예방할 수 있다.

부갑상선 호르몬을 이용한 압박골절 치료는 환자의 시술 부담을 덜어주고 치료 후 향후 통증 감소 및 골다공증 치료를 통한 재골절 방지에서도 큰 효과를 보일 것으로 기대된다. 단, 부갑상선 호르몬제는 전문적인 치료제이므로 이로 인한 여러 다른 기능을 확인해야 하기 때문에 치료 전 전문의와의 충분한 상담과 검사를 거친 후 진행하는 것이 좋다.

2 PRP 주사를 이용해 허리디스크 퇴행성 변화 감소 효과 규명

강남 연세사랑병원은 PRP가 추간판 단백질의 퇴행성 변화를 감소시키는 것을 실험을 통해 밝혀냈다. 이 연구 결과는 〈퇴행성디스크에 대한 혈소판풍부혈장의 항염증 효과(Anti-inflammatory effect of platelet-rich plasma on nucleus pulposus cells with response of TNF-a and IL-1)〉 논문으로 발표하여 SCI 지수 3.11을 획득했다. 아울러 정형외과 연구 분야에서는 권위 있는 학술지 《Journal of orthopedic research》에도 게재되며 세계적인 관심을 받았다.

퇴행성 변화가 있는 추간판을 추출한 후 두 그룹으로 나누어 두 그룹 모두 퇴행성 변화를 촉진시키는 물질인 사이토카인을 주입했다. 실험군에는 PRP 주사를 주입했고 대조군은 주입하지 않았다.

일정 시간이 지나 배양한 후 퇴행성 여부를 확인해보았다. 퇴행성 여부를 판단하는 방법은 퇴행성 표지자인 MMP, 사이클로옥시게나제의 증가 및 단백질 구조물이 합성할 때 발생되는 단백질, 즉 생성될 때 증가하는 표지자인 아그레칸과 콜라겐의 변화도 확인했다.

그 결과 PRP 주사를 주입한 실험군은 그렇지 않은 대조군에 비해 퇴행성 표지자가 감소했고, 단백질 생성을 나타내는 표지자는 증가했다.

일반적으로 갑자기 발생한 허리 통증은 인대나 근육 또는 근막의 이상으로 인해 발생한다. 이 경우는 적극적으로 치료하면 2~3주 만에 호전되지만, 만성적 허리 통증은 상당 기간 지속되는 경우가 많다.

만성 통증은 단순히 근육이나 인대 부위 문제 외에 좀 더 구조적인 문제로 인해 발생하는데, 이러한 변화의 초기 현상으로 허리 추간판 퇴행이 나타나게 된다. 허리 추간판을 손상시키는 퇴행성 변화는 시간이 지나서 악화되면 결국 여러 가지 질환을 유발하므로 가능한 한 초기에 진단한 후 적극적인 치료법을 통해 관리하는 것이 중요하다. 이번 실험 결과를 통해 PRP 주사가 디스크 단백질의 퇴행성 변화를 감소시키며, 디스크 단백질의 감소를 더디게 하는 데 효과가 있다는 것이 밝혀졌다.

3 활액막 줄기세포가 연골세포의 염증 반응을 감소시키는 효과 규명

무릎관절 내 활액막 줄기세포가 연골세포의 성장을 증가시키는 인자를 분비시키면서, 연골세포의 염증 반응을 감소시킨다는 연구 결과를 〈인간 활액막 유래 중간엽줄기세포와 나이트로프루사이드나트륨의 자극에 의한 연골세포의 공동 배양을 통한 염증 반응 억제와 세포 증식률의 증가(Co-culture with human synovium-derived mesenchymal stem cells inhibits inflammatory activity and increases cell proliferation of sodium nitroprusside-stimulated chondrocytes)〉 논문을 통해 발표했다. 이 논문은 영향력 지수 2.406의 권위 있는 미국의 과학 학술지 《BBRC(Biochemical and Biophysical Research Communications)》 2014년 5월호에 게재되었다.

연골 세포에 관절염 모델을 구축한 후 활액막으로부터 중간엽 줄기세포를 분리 및 배양했다. 이들 세포를 공동 배양하여 관찰한 결과 관절염이 발생한 연골세포에서 염증성 인자인 인터류킨과 MCP-1, MMP-1α 등이 감소하는 것이 확인되었다.

활액막 줄기세포로부터 성장 인자가 분비되는데, 이 성장 인자의 분비가 증가하면서 관절염의 염증 인자가 감소하고 연골세포의 증식률이 증가하게 된다. 이번 논문은 줄기세포 치료의 효과를 증명하는 연구 결과로, 앞으로 퇴행성관절염 줄기세포 치료 연구에 중요한 자료가 될 것이다.

4 활액막 유래 중간엽줄기세포의 증식력 증대 및 효과적인 연골세포로의 분화 연구

현재 성체줄기세포 중 하나인 중간엽줄기세포를 이용하여 관절염과 같은 난치성 질병 치료 목적으로 세계 각국에서 연구 개발을 하고 있으며, 중간엽줄기세포는 재생불량성 질환과 같은 질병의 유일한 대체 수단으로 기대되고 있다. 현재 개발된 단순 중간엽줄기세포만 이식하는 치료 방법에서 나아가 치료 효과를 극대화하기 위해 유전자를 이입한 차세대 중간엽줄기세포 치료제 개발에도 힘쓰고 있다. 유전자를 이입하는 방법으로는 대표적으로 바이러스 벡터 시스템이 있으며, 바이러스 벡터 시스템 중 레트로 바이러스가 보편적으로 사용되고 있다.

강남 연세사랑병원은 슬관절 내 활액막에서 줄기세포를 추출하여 이 활액막 유래 중간엽줄기세포가 연골세포로 분화를 유도 촉진할 수 있도록 형질전환 성장인자(TGF-β1)를 포함하고 있는 레트로 바이러스를 이입했다. 이 유전자 이입에 의한 활액막 유래 중간엽줄기세포의 증식력 증대 및 효과적인 연골세포로의 분화에 대한 기초 연구 결과를 〈형질전환성 생장 인자의 과발현에 의한 인간 활액막 유래 중간엽줄기세포의 증식과 연골 분화능의 증가 규명 (Overexpression of TGF-β1 enhances chondrogenic differentiation and proliferation of human synovium-derived stem cells)〉 논문으로 《BBRC》 2014년 7월호에 발표했다.

형질전환 성장 인자는 세포의 증식을 증가시킬 뿐만 아니라 중간엽줄기세포가 연골세포로 분화하는 데에 중요한 역할을 하는 성장 인자로 잘 알려져 있다. 강남 연세사랑병원에서 활액막 유래 중간엽줄기세포에 형질전환 성장 인자를 이입한 결과 활액막 유래 중간엽줄기세포 증식력이 크게 증가했으며, 연골세포로의 분화를 유도했을 때 연골세포와 관련된 유전자의 발현 또한 시간이 지날수록 늘어났다. 유전자 이입을 하지 않은 활액막 유래 중간엽줄기세포보다 연골세포로의 분화가 빠르고 효과적이라는 결과가 나타났다.

　유전자 이입에 의한 인체 내에서의 안전성 및 효과 등은 확인하지 못했다. 하지만 체외에서 연구한 결과를 살펴보면, 관절 손상, 관절염 같은 연골손상 질환에 차세대 줄기세포 치료제로 형질전환 성장 인자 이입 중간엽줄기세포를 이용할 경우, 치료에 사용할 수 있는 세포 수 확보 및 연골 재생 치료 효과를 크게 높일 수 있다고 할 수 있다.

Epilogue

관절을
다시 춤추게 만드는
줄기세포

　조선왕조의 문을 연 태조 이성계의 아들로 건국에 이바지하고 3대 왕으로서 조선을 통치했으며 성군 세종의 아버지이기도 한 태종 이방원, 시대를 초월한 전대미문의 음악 천재 모차르트(Wolfgang Amadeus Mozart), 삶의 아름다움을 캔버스에 보석처럼 아름답게 표현한 인상파 화가인 르누아르(Auguste Renoir)….

　역사에 남을 위인이라는 것을 제외하면 전혀 닮은 점이 없어 보이는 이들에게 교집합이 있었으니, 그것은 바로 '관절염 환자'였다는 점이다. 흔히 관절염이라고 하면 지긋지긋하면서도 끔찍한 통증을 연상하는데 의학이 발달하지 않았던 시절에 이들이 겪었던 통증은 우리가 상상하는 것 이상이었을 터이다. 《조선왕조실록》에 의하면 태종은 손으로 물건을 잡지 못하고 어깨가 몹시 아파 움직일 수 없을 정도였다는 기록이 남아 있다. 모차르트의 괴팍하면서 기복이 심했던 성격도 호랑이가 물어뜯는 것에 비유되는 관절염의 통증과 무관하지 않을 것이다. 르누아르는 78세로 사망하기 20여 년 전부터 관절염에 시달렸는데 심한 관절 변형으로 붓을 잡을 수 없게 되자 끈으로 붓을 손에 묶어 그림을 그린 투혼으로 유명하다.

얼마 전 줄기세포 치료로 무릎연골의 재생을 확인한 한 할머니의 말씀을 들었을 때 문득 이들이 생각났다. "이렇게 좋은 치료법이 있으니 얼마나 좋아요! 어제 죽은 사람도 가여워요. 이 좋은 치료를 받지 못했다니 말이에요!"라며 함박웃음을 짓는 모습이 인상적이었다. 의사인 나에게 할머니의 말씀은 보람이자 숙제로 다가온다. 의사로서 환자를 위해 최선의 치료법을 찾는 데 게을리 하지 말라는 말씀처럼 들렸다.

내가 관절염 줄기세포 치료에 매달린 것은 환자를 위한 최선의 치료이기 때문이다. 오늘날 줄기세포를 이용한 연골재생술을 정립하기까지, 기존에 이루어지지 않던 새로운 치료를 시도함에 있어 넘어서야 할 산이 한둘이 아니었다. 세포치료연구소의 연구원들과 함께 매일 연구와 임상 실험에 매진한 결과, 줄기세포의 가능성은 점차 손에 잡히고 눈에 보이는 결실로 자리매김하게 되었다.

많은 관절염 환자들이 줄기세포 치료를 통해 자기 관절을 보존, 재생함으로써 활기찬 삶을 되찾았다고 말한다. 계단을 오르기도 힘들었던 무릎으로 올레길 여행을 다녀왔다는 주부, 끔찍했던 만성 관절 통증으로부터 해방되었다는 할아버지, 회전근개 파열을 극복한 중년의 가장….

줄기세포 치료는 통증과 변형으로 고통받는 관절염 환자들의 관절을 다시 춤추게 한다. 환한 웃음을 지으며 의사인 나에게 보람을 선사하는 환자들을 만나면 타임머신을 타고 가서 태종을, 모차르트를, 르누아르를, 아니 의료 기술이 발달하지 않았던 과거의 많은 관절염 환자를 치료하고 싶다는 생각을 해보기도 한다.

공자는 "말은 어눌하지만 행동은 민첩하라(訥於言 敏於行)"고 했다. 말만 앞세우고 행동이 없는 지식인을 나무란 것이다. 21세기 새로운 치료법으로 떠오르고 있으며 재생의학의 주인공으로 부상한 줄기세포 치료에 몸담고 있는 한 명의 의사로서 이 말을 평생 잊지 않으려고 한다. 환자에게 최선의 것이 무엇인지 탐색하고 그것을 실천하는 것이 바로 생명을 살리는 의사의 자세라고 생각하기 때문이다.